国境なき助産師が行く

難民救助の活動から見えてきたこと

小島毬奈 Kojima Marina

★──ちくまプリマー新書

310

目次 * Contents

目次

地図作成　朝日メディアインターナショナル株式会社

はじめに――自分の技術を世界で試したい

みなさんは、「国境なき医師団」(MSF＝Médecins Sans Frontières)という団体の名前を聞いたことがあるでしょうか。一九七一年、フランス人の医師を中心につくられた国際的なNGO(非政府組織)で、医療や人道援助を行っています。一九九九年にノーベル平和賞を受賞しました。

私は二〇一四年から、この「国境なき医師団」に助産師として登録しています。今まで計八回の活動に参加し、六カ国で仕事をしてきました。

この仕事に就く前は、都内の大きな病院でごく普通の助産師、看護師として四年間ほど働いていました。仕事はおもしろかったです。むしろ、看護師になるまで助産師になるまでが苦労の連続でした。自分では、人生の「暗黒時代」と呼んでいます。

看護学校時代の成績は常にビリに近く、受けた再試は数知れず、態度が悪くて実習先から強制送還、数々の反省文を書かされ……しかも相当できが悪いにもかかわらず、態度はデカくて悪びれることもなく、教員も苦労する学生だったと思います。それでもなんとか卒業し、国家試験にもギリギリで合格し、奇跡的に看護師になりました。

その後は助産師の学校にも進学し、看護学生の時と同じく再試や実習先の病院からの強制送還も経験しましたが、運を味方につけ卒業、国家試験に合格し、奇跡的に助産師になることができました。

学校での勉強はできなかったものの、いざ臨床の現場に出て仕事を覚えると、「新しい知識を学ぶのはおもしろい。助産師として早く自立して働けるようになりたい」という気持ちになって、自分でいろいろ調べたり、講習会に行ったりと努力しました。しかし、看護師・助産師の世界は女社会でもあり、本当に甘くありませんでした。何かと細かくて面倒くさい先輩、ドクターの前で女になる先輩、仕事しないで座ってるだけのお人形のような先輩、様々なタイプの人にもまれ、あっという間に三年が経ちました。その中で人間関係だけではなく、自分がいる医療の現場に次第に疑問を感じはじめていました。

産科というのは、訴訟が多いところです。「出産は無事に生まれて当たり前、そうじゃなければ病院が悪い」という一部の偏った考えを持つ人たちに対応すべく、誰がいつ見返すかもわからない山のような記録を「万が一」、「念のため」に遅くまで残業して書くのが看護師である私たちの仕事で、それは本当に苦痛でした。

また、都会の人たちは病院にホスピタリティを求めます。ブランド産院という言葉があるように、特に都会では、「妊娠、出産、子育て」がファッションのように扱われています。母親学級では、子育てや出産の本質的な質問ではなく「どんなベビーカーがオススメですか？」というレベルの話も聞かれます。もともと愛想がいい方ではない私が、トンチンカンな質問にひきつる笑顔で答えなくてはいけない日常に、いつの間にか限界を感じていたのだと思います。

助産師本来の仕事、妊婦の人たちと接する時間もあまりなく、苦労して学んだ様々な教科書の知識も現場で学んだ技術も、医師主導の日本の医療の世界では使うことなく、自分のモチベーションがどんどん落ちていくのがわかりました。洗濯機の中でぐるぐる回っているような窮屈な感じで、「私がやりたいのは、こうじゃないなあ」と思っていました。一生ずっと病院で働く自分自身の姿をどうしても想像できず、重い足どりで毎日仕事へ向かいましたがそれでも四年が過ぎました。

そんな時に、新しい上司の方針と自分が合わないことも重なり、結局五年目でその病院を辞めました。そこから、アフリカでのボランティア経験を経て、「国境なき医師団」に飛び込んだのでした。

それから今日まであっという間に四年以上が経ち、八回の活動を経験しました。看護学生、助産学生の時は、まさか自分が将来、こんな仕事をしているなんて想像もしていませんでした。なにせ、超がつくほどの劣等生、態度がでかくて目立つ以外になんの取り柄もないと思っていた自分が、日本を飛び出して助産師の仕事をしているのです。

そんな私ですが、海外でいろいろな国籍の人々と働いたのは貴重な体験です。見たこと、やったこと、感じたことをこれから社会に出ていく日本の若い人たちにもぜひ知ってほしいと思い、自分の言葉で書いてみることにしました。

第1章

初めての活動はパキスタンの病院（二〇一四年三月〜七月）

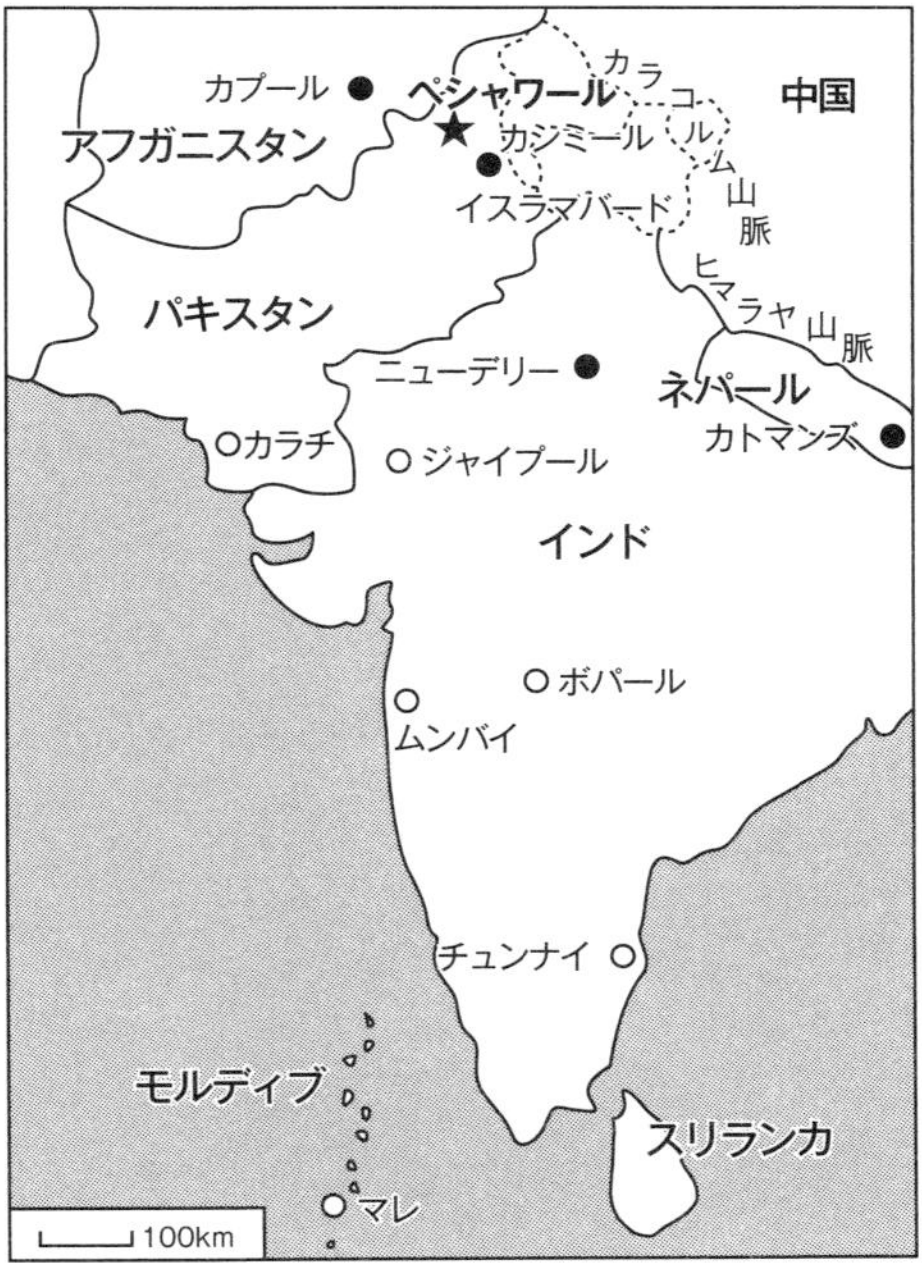

本当に「国境なき医師団」に入ってしまった！

私の初めての派遣は、二〇一四年三月から七月、パキスタンのペシャワールという街でした。初めての時には、派遣される国や業務内容を選ぶことはほとんどできません。もちろん、私はどんな国のオファーが来ても受ける覚悟でいました。現地のニーズに合わせての派遣ですので決まるまでに一カ月以上待つ人もいますが、私は「国境なき医師団」に入ってすぐに、「三カ月の契約でパキスタンはどうか」というオファーが来ました。迷わず承諾しました。

初めての活動の時は、ヨーロッパ五カ所にあるオペレーションセンターという大きな事務所の一つに行って、プロジェクトの説明を受けます。「仕事でパリに行く」――普通に助産師をしていたらほとんどありえません。「仕事でパリに行くなんていう響きは自分には似合わないなあ」と思いつつも、一方で新しい門出に胸を張っている自分もいました。

でもパリに着いた時には、ドキドキしたとか、緊張したとかいう感じではなく、「これから何が起こるのか」と時差ぼけの頭でぼんやりと考えていました。パリの空港から宿泊先までは電車でした。パリの駅にはエスカレーターがないことが多く、スーツケースを持って汗だくになりながら階段を上り地上に出ると、まさかの雨でした……。

時刻は二〇時で、あたりは真っ暗です。頼りない簡易レインコートでずぶ濡《ぬ》れになりながらも、なんとか地図片手に宿泊場所へたどり着きました。

三月のパリはとても寒く、ましてや雨です。それなのに宿泊先のベッドには薄いシーツが一枚だけでした。持っている長袖全部を着て寒さをしのぎましたが、すっかり風邪をひいたのを覚えています。次の日の朝には事務所に向かい、何人か担当の人に会い、無事にブリーフィング（仕事の説明）は終了しました。しかし、自分がこれからどんな仕事をするのかは、疲れと風邪気味の体調でぼんやりとしか想像できませんでした。

街へ出ても、当時フランス語を全く話せなかった私は店での注文もままならず、ティーと言ったつもりが、コーヒーが出てくる始末でした。お腹が空いて近くのクレープ屋さんで、唯一理解できた単語が使われていたバナナとヌテラ（チョコレート風味の甘いスプレッド）のクレープをなんとか注文しました。そんなこんなでパリの景色を楽しむこともなく、その日の夜にパキスタンへ出発しました。

実はこの六カ月ほど前、私はパリに旅行で来ていました。その時すでに「『国境なき医師団』で働きたいな、まーでもまさか私じゃ入れないか、いや、でもどんな事務所かだけでも見てみよう……」と憧れの気持ちがあり、散歩がてら「国境なき医師団」の事務所まで行ってみたことがあったのです。日曜日で誰もいないことに加えて、思ったよりかなり地味な建物と入り口で、「え、これ？」と少し拍子抜けでした。

日本に帰ってから、友人の何人かに「『国境なき医師団』に入ってみようかな〜」と冗談交じりに話しましたが、その時は、本当に六カ月後にここに戻ってくるなんて思ってもいませんでした。

今となっては、英語で履歴書を書いて送った自分の行動力に乾杯！　という感じです。有言実行と言うとカッコイイですが、やはり声に出すというのは大切です。友人に話したことが背中を押してくれました。その頃から、「言霊《ことだま》はある」と信じるようになりました。

ペシャワールの「女性のための病院」での勤務

私が働くことになったのは、アフガニスタン国境近くにあるペシャワールという街の病院でした。二〇一一年から産科救急を行っていて、赴任当時の海外派遣スタッフは一〇人くらい、現地のスタッフは二〇〇人ほど働いていたと思います。

海外スタッフの国籍は、イギリス、カナダ、ニュージーランド、オーストラリア、スペイン、フランス、日本などでした。いろいろな国籍と年代の、様々な個性あふれる人たちと仕事をともにしました。また、海外スタッフはみんな同じ家でしたので、彼らとの一つ屋根の下での生活が始まりました。

家と病院の往復は車で、それ以外は外出禁止でした。家の前と玄関に小屋があり、そこに周囲の安全を見守るウォッチマンが常にいました。「ウォッチマンがいるほど危険な場所なの?」と思われたかもしれませんが、家の中にいれば身の危険を感じることはなかったです。

家にセキュリティルームという場所があり、そこは鉄の壁で囲まれていて、数日分の食料や寝袋などが置いてあります。初日に、「何かあったらそこに逃げるように」と説明されました。幸い、実際に使用することはありませんでした。

この仕事を始めてから、「危ない目にあったことはないのか？」と聞かれることがよくあります。正直言って、ヒヤッとするような場面もありません。私は、運が強いのかもしれませんが、活動する国では政治情勢や治安について必ず説明があり、ルールを守って自衛することは、NGOで働く職員の最低限の基本です。

仮に私が被害にあったとすれば、それを受けて地域の危険度が上がったり、他の援助団体の活動が制限されたりすることさえあります。それで一番の不利益を被るのは、援助が届かない現地の人なのです。ですから、被害にあわないように注意することは義務でもあります。

こんな英語力じゃ役に立たない！

いよいよ病院へ初出勤の日が来ました。パキスタンはイスラム圏ですので、活動場所では基本的にシャワーカミーズというパキスタンの伝統的衣装を着て、頭から首まで隠

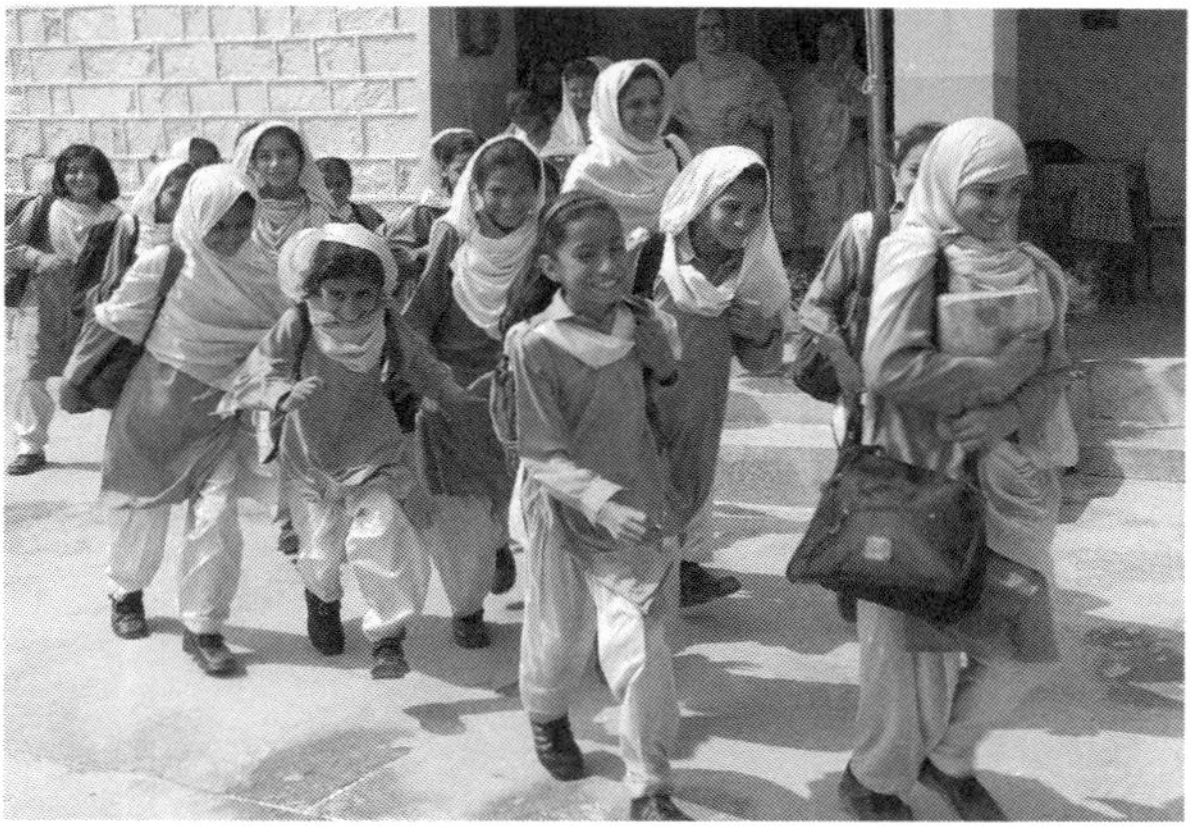

シャワーカミーズを着た女の子たち

すようなスカーフを巻くことが義務付けられていました。

最初のうちは、伝統的衣装なんて初めての体験！　とワクワクしていたのですが、季節は夏なのに長袖、長ズボンにスカーフで暑っ苦しく、一週間も経った頃にはワクワク感はすっかり冷めて、普通の服に戻りたいと思いました。

朝、病院まで車で移動し、まずは事務所で全体ミーティングがあり、業務連絡などが行われます。この時の私は、みんなの英語についていくのが精一杯でした。ここでは、意見がある人は積極的に発言します。

私は、みんなの言っていることはわかりま

したが、自分の意見を英語で言うような自信は全くありませんでした。なので、「絶対自分には話をふらないで！」というオーラを全身に出しながら、ミーティングが終わるのを待っていました。「今日も発言せずに済んだ、ふう」と、胸をなで下ろす日々でした。

「自分の意見をみんなの前で英語で発言する、これが本当に難しい」と、毎日日記にそのはがゆさと悔しさを書いていました。高校はオーストラリアで卒業したものの、高校生レベルの単語と言い回しでは、病院で医療者としてはやっていけないということを、現地に来て初めて知ったのです。自分の愚かさにあきれました。

医療専門用語や略語などわからない単語が出てきたら、表面では愛想笑いでわかったふり、カタカナでメモをとっておくなんてこともしょっちゅうありました。家に帰って、そのスペルを推測して調べました。「そんなこともわからないの？」と思われたくなくて、「どういう意味？」という一言が言えなかった自分が、今は笑えます。その場で聞けば、どれだけ時間の節約ができたことか。

もう一つ「自分が思っていることを要約して、周りの人にわかるように発言する」、これが日本人にはなかなか難しいことです。なぜなら、そのような自己表現の機会が教育の現場や社会の中で圧倒的に少ないからでしょう。海外は、人と違う言動をする人に寛容ですし、個性を尊重します。そんな中、日本はみんなと同じであることが美徳とされていて、右にならえ、上司に物申すな、という風潮が強く、自信を持って自分の意見を人前で述べるというのはかなり勇気がいることになってしまうのです。

染み込んだ日本人の習性はたびたび顔を出し、思ったことをなかなか発言できないでいます。海外派遣を何度か経験しましたが、これは、未《いま》だに自分の大きな課題です。

ペシャワールでの最初の一週間は、業務や人や場所を覚えることにエネルギーを吸い取られ、家に帰ると、その日わからなかったカタカナ単語を調べ、その途中で睡魔が襲ってきて気を失うようにしてベッドの上へ。仮眠から起きて、「夜ごはんを食べたいな〜。でも、キッチンに行って誰かに会ったらまた英語でしゃべらなきゃー、はあ。誰にも会わないといいな〜」と思いながらキッチンへ行くと、誰かがいるのです。

“How was your day?”（どんな一日だった？）と、話しかけられる。“Good!”と言うと、“What did you do?”（何したの？）って聞かれる……。そんなことをサラッと英語で言える会話力なんてないよ、どうしよう……。「部屋で空腹に耐えていたらよかった」と心の中で少し後悔しつつ、なんとか乗り切って、少し会話が弾むとちょっと心が晴れたりしていました。ああ、共同生活。新入りの私を気遣ってコミュニケーションを取ってくれていたみんなに、今となっては感謝です。

忙しいけど、何をしたらいいかわからない

いざ病棟での勤務が始まると、教科書では見たことのないような症例がどんどん運ばれてきたり、生まれたり、それはもう忙しい毎日でした。五〜六kgもの巨大な新生児が生まれたり（普通は三kgくらい）、仮死状態の新生児が生まれたりするのは日常茶飯事、子癇発作《しかんほっさ》（血圧が上がって重症化すると痙攣《けいれん》を起こす妊娠合併症）でベッドから落ちそうになってる人、大量出血、双子、三つ子、逆子、そこらじゅうから陣痛中の産婦の叫び声……。

そのうえ、患者さんやその家族が、新しく来た日本人の私をめずらしそうにジロジロ見るのです。彼らはみんなボロボロのほこりっぽい服を着て、シャワーも浴びていない

ようです。何か聞かれても、私は言葉はわからないし、現地の看護師や助産師は忙しそうにしているから、声をかけづらい。

「あー、なんてとこに来たんだ、もう帰りたい」と思いつつ一五分おきに時計を見ては、何度も同じ患者のファイルに目を通したりして、なんとか仕事をしているふりをしていました。明るいスタートと思ったのもつかの間、数日で「これじゃ自分は役に立たない」ということがわかりました。具体的にどう動いていいのか、この状況で何をしたら正しいのかさえわからない自分の至らなさを思い知る日々が続きました。

この病院には、現地の産婦人科医や研修医的な女医がたくさんいましたが、彼らはとっても素敵な服を着て、その上に白衣を羽織り、決して患者に触ろうとしませんでした。陣痛室や分娩室ですがるように何か聞いてくる患者に対しても、彼らの視界に入っているのかいないのか、ほとんど無視しているのです。心の中で「おーい」と叫びながら、医者たちに視線を送っても知らんぷり。「なんだ、態度悪っ！」とカルチャーショックを受けました。

病院は、民間のみなさんからいただいた寄付で運営されています。もちろん私たち派遣スタッフや現地スタッフのお給料もですし、病院で使う器具や薬、それにかかる輸送費などすべてでです。

現地の医者たちの患者への偉そうな態度に、こんな人たちに寄付のお金が使われているなんて！　と最初は腹が立ちました。あれもこれも、こんな基本的なこともできてない。そんな点を箇条書きにして、「これは上司に話そう！」と自分勝手な正義感に燃えていました。

理想と現実とのギャップに気づくことができた

ある日、蘇生《そせい》が必要な赤ちゃんが生まれました。胎便《たいべん》（赤ちゃんの便）が身体中についていて、子宮の中でかなりストレスがかかっていたようでした。ぐったりとして呼吸をしていません。すぐに足の裏や背中を刺激して自発呼吸を促します。でも、泣かない。アンビューバッグという、手で空気を送り込むポンプのようなものを使って、呼吸を促してしばらくすると、赤ちゃんがやっと目を開けました。「もう少し、泣け」と蘇生に必死な私を、周りの医者たちは手袋もつけずに見ているだけ。一〇〇％の目力であんなに人を睨《にら》みつけたのは後にも先にもあの時だけかもしれません。

そこへかけつけたニュージーランド出身の新生児ナースのジェスが、サッと手を差し伸べて蘇生を手伝ってくれました。その後、赤ちゃんはなんとか自力で呼吸をし、NBU（Newborn Unit＝新生児室）へ入院となりました。

頭の中は、さっきの医者たちの態度に対して不満でいっぱい、すぐにでも説教したいくらいだったけど、次から次へと分娩室に入ってくる産婦でそんなことを考えている時間もなければ、それをうまく言える英語のボキャブラリーだってない。悔しさを押し込んで、次のお産に備えて片付けをしていました。

そんな時、ジェスが肩にポンと手を置いてくれました。言葉はなくとも、私の気持ちを察してくれていることが彼女の目でわかりました。彼女も同じく初めての派遣でした。ジェスが天使に見えて、「後光がさすとはこのことか！」と思ったほどです。

最初の数日間、私は病棟ではほとんど放置されていましたが、やっと上司と話す時間が来ました。何度も活動に参加していて、この道ベテランのニュージーランド人です。

私は彼女に「どうして、この病院の医者たちはああなのか。あれもこれもできてないし、モチベーションが低すぎる。このあいだの蘇生なんて見ていただけ。医者は患者に触ろうともしない」

ここ数日の不満を静かにぶちまけると、「私たちのプロジェクトっていうのはね、そもそも半年ごとに海外派遣のスタッフが変わる。そうすると人によって方針も変わる。やっと現地スタッフがそのやり方に慣れた頃には、また新しい海外スタッフが来る、また変える、その繰り返しで継続性っていうのは難しくて、それが現地スタッフのモチベーションにも影響するのよ。それに、医者が神様のように扱われる国では、特に難しい課題になる。私たちなりに、なんとかしたいとは思ってるんだけど」という返答でした。

最新の医療を知っている先進国の助産師から多くの技術を学びたい途上国の医療者たちが、自分を待っている！　とまでは思っていませんでしたが、「そこまでか」と考えさせられる理想と現実のギャップ、パリでバナナクレープを食べていた時には想像できなかった実態でした。

現地の医療者には彼らのやり方があり、宗教的な信仰や文化、習慣がある。そこに風習文化の違う人が先進国からやってきて、「これが正しいのよ」と半年ごとに違うことを言われる。それに合わせなきゃいけないのですから、彼らも大変です。

教科書とは違う途上国の姿が自分の前に現れた、最初の一週間でした。このタイミングで上司と話して、ＮＧＯの援助の現実とギャップに気づけたことは、今思えばラッキーでした。「あれも違うこれも違う、この病棟を変えなきゃ！」という気持ちから、現地スタッフ個人と関わって「まずは信頼関係を築こう」という思考転換のきっかけになりました。

ハングーという村の病院に代行で急行

少し仕事に慣れてきた頃でした。ある日上司から、「もう一つのプロジェクトの助産師が休暇に入るので、その代行に明日から行ってみないか」と提案されたので、すぐにＯＫしました。ペシャワールから車で五時間ぐらい離れた場所にあるハングーという村の病院で、超がつくほどハイリスクの妊婦を毎日のようにペシャワールに搬送してくる場所でした。

想像もつかないけど、行くまでにハイリスク妊婦管理の予習でもしておこうと思っていたら、「そっち方面に物資を運ぶ車があるから、今日行って」と言われ、むちゃぶりだなあと思いつつ、急いで荷物を詰めて昼過ぎには現地へ出発しました。

ハングーの病院は外科医、麻酔科医、ロジスティシャン（食料薬剤などすべての物流管理や修理をする。通称、何でも屋さん）、アドミニストレーター（人事）、助産師二人、医療チームリーダー、プロジェクトコーディネーター、救急医から成る一〇人弱のチームでした。大きな敷地内に病院と事務所と宿舎があり、地元の保健省の病院に、ＭＳＦが外科や産科などの部門だけ入って援助しているというプロジェクトでした。

私の相方となるイタリア人助産師を紹介してもらい、彼女が産科病棟を案内してくれました。簡素な分娩台《ぶんべん》が二つ、両脇の小さな部屋にぺったんこのマットレスのベッドが三つずつある小さな病棟です。おそらく陣痛室と産後の部屋だったと思います。それでも必要最低限の物品は揃《そろ》っていて、緊急帝王切開の場合のためのオペ室もあります。

このプロジェクトに産科医はいません。なので、緊急の場合に、産婦を搬送するか、ここで帝王切開を外科医にお願いするかは助産師の判断です。もちろん、ペシャワールの産科医に電話で相談することもできますが、基本的に緊急手術などで忙しいですから、迷った時には相方の助産師と知恵をしぼって判断していました。

こんなところで「おおきなかぶ」状態？

ある日の夜中にオンコール（待機）で呼ばれて分娩室に行くと、現地スタッフが「子宮口全開の産婦が、いきんでるけど出てこない」と私に言いました。長く陣痛が続くと子宮の筋肉が疲労して、子宮が赤ちゃんを押し出す有効な陣痛を起こせなくなってしまう状態です。私は吸引分娩をすることにしました。赤ちゃんの頭に吸引カップをつけて引っ張り出すのです。日本では医師しか行えませんが、ここでは助産師が行います。

先進国では、足でペダルを踏むと吸引圧がかかるという画期的な電動の吸引機がありますが、電気がない、または停電になることが多い途上国の現場では、自転車の空気入れのようなもので手動で圧をかけます。私が吸引カップを赤ちゃんの頭につけて、ゴー！　のサインで地元の看護師がシュポシュポと圧をかけてきたら、カップに吸い付いた赤ちゃんの頭を引っ張ります。ところが、もう一押しで出てきそうで出てきません。

近くにいたＴＢＡ（Traditional Birth Attendant 伝統的産婆、日本でいうお産婆さん）に

"Help"と声をかけて産婦のお腹を押してもらおうと思いました。基本的に経験のある産婆なら、ここでの"Help"の意味はお腹を押すというのはわかります。

ですが、この産婆さんは勘ちがいし、赤ちゃんの頭を引っぱっている私の後ろに回り込み、私の腰を引っぱりはじめたのです！

これ、ロシア民話にある「おおきなかぶ」の初期状態ですね。

思わず「違うから‼」と日本語で言うと、ポンプ係の看護師は大笑い。

役割を交換して、ポンプ係を新入りの産婆、お腹を押すのを現地看護師という新しい配置換えで無事に出産にいたりました。赤ちゃんも無事でした。まさか、パキスタンのこんな地で「おおきなかぶ」を再現するとは思ってもいませんでした。

こうして、私の助産師としてのハングーでの日々の幕が上がりました。

現地の看護師さんの自主性を尊重したい

ハングーで数週間が過ぎると、助産師が長期の休みから帰ってきました。仕事にも慣れましたので「とても勉強になる」と上司に伝えると、その後は二つのプロジェクトを必要性によって行ったり来たりするようなポジションになりました。どちらの場所でも、私にとってキーパーソンとなるのは現地スタッフ、特に一緒に働く看護師さんたちです。

パキスタンに助産師という資格はなく、看護師で出産介助の経験があれば資格上は看護師ですが、実際には助産師として働きます。技術的に高いレベルの人もいて、会陰《えいん》（赤ちゃんが生まれるところ）切開、縫合は助産師が行います。双子や逆子は日本では基本的に帝王切開ですが、途上国では基本が普通分娩です。

産科医のいないハングーでも、看護師はみな自信を持ってやっていました。時には私たちが呼ばれ、サポートします。「サポート」という言葉は人によってとらえ方が異なりますが、途上国で働く時に私が必ず頭に置いていることは、安全な限り彼らの自主性に任せて、医療者としてこの先ずっと使える技術をつけてもらうように接するということです。

私たちは外国人で、安全面が保証できなければ明日にでも首都へ避難、または国から避難しなくてはいけなくなることもあります。その時に、病院を維持するのは地元のスタッフです。そしてたとえ、ＭＳＦの病院を辞めたとしても、彼らが誰かの命を救える知識や技術を持っているのは決して無駄にはならないですし、それが私のできる援助だと思います。その日に感謝されるよりも、数年後に振り返って、よかったと思ってもらえることが大事だと思っています。

しかしながら、海外派遣スタッフの助産師というのは分娩を扱うのが大好きな人が多いのが事実で、ハイリスク分娩となるとすべて自分でやってしまい、現地スタッフは横で見ていることになります。

すると、「難しいことは、やってくれるんだ!」と現地スタッフが思ってしまいます。いろんな国から来ている助産師は、みな違う価値観を持って働いているので、どこまで手を出すか、どうやって援助するかは個人の考えや価値観にとても左右されると感じました。これが援助の一貫性の難しさです。

もしかしたら、自分の考えは間違っているかもしれません。でも、ひたむきに働く現地助産師にはポテンシャルがあると感じるし、「できる限り彼らの自主性に任せる」という方針は私のぶれない軸の一つとして、これからも持っていようと思っています。

女性の立場の低さゆえの困難

パキスタンの女性は、とにかく多産です。私が出会った最高記録は、一六人目の出産をした人でした。そうでなくても、五人目、六人目の出産は当たり前で、排卵誘発剤を使って一度になるべく多くの子供を授かろうとしている人も見ました。

「なんでそんなに無理して何人も産むのかしらねー」という同僚の言葉に、「この国で女性が人として価値を認めてもらえるのは、出産して多くの子供を持つ。それだけだから」と上司のニュージーランド人の助産師が言いました。途上国では、それが現実と察してはいたものの、女性の立場の低さになんとも言えない気持ちになりました。

女性は、生まれた国によって運命が大きく左右されます。もし私がパキスタンに生まれていたら、夫の所有物として扱われる人生だったかと思うと、たまたま日本に生まれたことは本当に幸運であると痛感します。ただ幸運であるというだけで終わらせるのはいけないのかもしれませんが、それをどうすることもできず、それ以上の言葉が見つからないのが本音です産科医療では、母体救命のために一刻を争う手術が必要なケースがあります。それでも、男性の家族の了承がないと手術はできません。よくあるのが、「夫はお祈りに行っていていません」と言われるケース。「いや、いないじゃなくて今すぐここに連れてきて、承諾書にサインさせて‼」と言うのですが、こんな緊急事態をちゃんと理解してくれる家族は、少ないのです。

どんどん出血が進む中、片手で出血を止めながら、一分おきに「家族まだ?」と聞くような事態がありました。ようやく夫が来て、「やむを得ず、子宮摘出をしなくてはいけないこともあり得る」と言うと、拒否するのです。「子供が産めない女性に価値はない」と思われている文化のためです。そこは、現地スタッフをはさんでなんとか説得にかかるのですが、これがまた時間と労力がかかります。

緊急帝王切開が必要な患者さんは、結構な頻度でやってきます。それなのに、一日に五回祈る習慣のこの国では「旦那は、モスクにお祈りに行っていていません」は本当によくあることで「また出た！　祈ってる場合か！　こんな時に」と、私は思ってしまうのです。

神様がいるのであれば、どうしてこんな思いをしなくてはいけない女性がたくさんいるのかと、「神様は信じていない」と言うと、パキスタンではかなり驚かれます。

「神様があなたを作ったのよ」

「いいえ、私を作ったのは私の両親です」

と言うと大爆笑でした。何がツボなのかはわからないですが、現地スタッフと仕事を通じて話していくうちに、少しずつ彼らの価値観や文化に近づくことができました。

女はどこでも、よくしゃべる

「女は、よくしゃべる」——これだけは、本当に世界中どこに行っても共通です。病棟が暇だと、外にみんなで座って日向《ひなた》ぼっこをしながらおしゃべり。巡礼にいつかは行ってみたいという夢を話してくれたり、日本はどんなところなのかに始まり、日本での結婚の話なども聞かれたりします。

パキスタンでは、九割がお見合い結婚で、結婚相手は両親が決めます。「もし、見た目が嫌だったらどうするの？」と聞くと、真っ赤な顔をして「断ることもできるけど、両親が決める人に従うのが一番いいわ」と言います。「旦那と結婚してよかったと思ってる?」と聞くと、「……(爆笑)」――ぜんぜんツボがわからない。

でも、彼らにしてみれば、なんでそんなことを聞くのかわからないのだと思います。両親が結婚相手を決める。聞いたことはあったけど、本当にそんな人たちがいるなんて。当時二九歳だった私にも、当然結婚しているのかと質問が飛んできました。二九歳で結婚していないというのは、かなり大きな問題らしく、いろんな人から、うちの息子と結婚しろと言われました(苦笑)。空いた時間には、そんなたわいもない話をするのが楽しかったです。

家に帰っても、女性がほとんどのチームだったため、食事中も車での移動中もとにかく誰かがしゃべっています。私も決して静かな方ではありませんが、あまりの勢いに圧倒されてぼーっとしてしまうこともしばしばありました。

当時男性スタッフが二人しかいませんでしたが、彼らが下を向いてため息をつくのを何度も見ました。そのうちのニュージーランド人の男性が「よくしゃべるよね〜、のどが違うんじゃないかな〜」と言っていました。「日本には〝口から先に生まれる〟という表現があるよ」と言うと、「本当、その通りだ」というほどのしゃべりっぷりでしたが、この女子トークは英会話の訓練にはなりました。

村上春樹に助けられる

様々な国籍の男女が一つ屋根の下で暮らしていますから、様々なストレスがあります。いつも車の出発時間に遅刻してくる人、夜中食べたお皿を片付けない人、話し声が夜中までうるさい人など色々です。それから、シャワーや洗濯が自分の好きな時間にできないこともストレスでした。

特に、共同生活でのトイレ問題は深刻でした。トイレが、たまに調子が悪くなって流れなくなることがあったのです。一度お腹を壊して、トイレに行きたいけど「流れなかったら超困る」と思い、がまんにがまんを重ねました。「もう部屋の中でビニール袋でしちゃえ‼」と考えたのですが、その後のにおいを考慮して思いとどまりました。

そこで思いついたのが、病院のトイレを使うこと。「ちょっと用事があって今すぐ病院に行きたいんだけど、今すぐ‼ でも、なんの用事かは言えない」と意味不明な説明で運転手に車を出してもらって、病院まで深呼吸を繰り返してがまんして、無事に用を足した経験があります。

そのような危機を乗り越えて、鍛え上げられた私の肛門《こうもん》は全くウォシュレット要らず。よく旅行に行った時に、「ウォシュレットがないから、辛《つら》いよね〜」なんて言ってる女子を見ると、まだまだ肛門が青いなと思います。また、トイレには消臭スプレーがない場合がほとんどです。そういう時に、いかににおいを残さずに用を足すかの技術も生み出しました。

そんなこんなでストレスの多い共同生活での発散の一つに、日記を書くことがあります。その日何をしたかという記録だけでなく、思ったことを吐き出すのは頭の整理にもなります。また、チームにギターを弾ける人が必ず一人はいて、みんなで楽しむことができます。それで、自分もウクレレを始めました。今では、海外に行く時に必ず持っていきます。

あとは、村上春樹は海外でもかなり人気があるので、コミュニケーションツールになります。あまりしゃべったことのないチームの人と『海辺のカフカ』の話題で盛り上がった時には、村上春樹にかなり感謝しました。

いつでもできる趣味があるのは、ストレス解消としてかなり重要であるということを、共同生活から学びました。

やっぱり日本人は優秀なのだ

私の他にも数人、日本人スタッフがいました。朝の会議は必ず時間通りに来る、頼んだことは必ずやってくれる、しかも早い。日本人としては基本的ですが、これは世界の常識ではないと日々感じるようになりました。MSFには多くの国籍の人がいて、チーム全員が違う国籍ということもあります。一緒に生活し仕事をすれば、おのずと、その人の個性はもちろんお国柄も見えてきます。

自分だけでできる仕事は一人でやればいいのですが、チームでやる仕事についてはリーダーによってやり方が様々です。個人の価値観の違いもあり、さらに違う文化で育った人間同士ですから、やはり多少のいざこざはいつでもあります。

その中で、日本人には忍耐の精神があり、その場を丸く収めることが上手で協調性があると思いました。日本にいた時は、日本人はおとなしくて意見も言わずにつまらないと思っていたのですが、こういう場では長所になると感じました。それは、海外に出てみないとわからなかったことです。

途上国に行って感じるのは、敗戦から復興した日本人の勤勉さに誰もが一目置いているということです。第二次世界大戦で負けて、原爆を落とされた唯一の国。そこから這《は》い上がり、高度経済成長を経て、今では世界で一定の地位を築いています。日本人の歴史的な歩みは、誇れるものがあるのです。

私は、この仕事をするまで時事問題には興味がありませんでした。しかし、海外の人からの日本の評価を聞いて、日本がやることや政府の方針と自分は無関係ではいられないのだということに気がついたのです。

パキスタンでは、日本の中古車をよく見ます。日本から来たというと、「オー、ジャパーン‼ トヨタ、カワサキ‼」と言われ、日本車やバイクの評判の良さがわかります。それだけではありません。日本製品は、ノート一冊、ペン一本とっても仕事の繊細さや質の良さを買われています。また、救急搬送の時に近道で使う橋があるのですが、通称ジャパニーズ・ブリッジと呼ばれています。日本が建設に関わったその橋のおかげで交通の便がかなり良くなった、と聞きました。

日本に対しては本当に良い反応ばかりで、住んでいた時には窮屈と思っていたのですが、日本人であることに感謝したくなるほどでした。海外では、自分が日本人であるということをより意識します。ハングーでも、東京出身と言えば「オウ、トーキョー‼」と言われるほど知名度が高く、本当にありがたいと思いました。

ある日、私のベッドサイドにあるランプが壊れたので、ダメもとで日本人のロジスティシャンに修理をお願いしました。パッキリと折れたプラスチックのランプ、きっとガムテープで固定でもして「直ったよ」なんて言われるんだろうなーと思っていたのですが、しっかりと溶接されて、元どおりになって当日に戻ってきた時にはかなりの感動を覚えました。たかがランプ、されどランプ。こんな小さなこともきちんと対応してくれる日本人の技術と気持ちに、感動を覚えました。

給料は、どれくらいなのか

当時私の初任給は、年金と健康保険を差し引かれると、月給手取り一一万円ほどでした。その他にパーディアム（per diem）といって、現地の物価に合わせたおこづかい的なものが支給されます。その六〜七割は食費へ消えてしまいます。残りの三割が自分で自由に使えるお金になります。私は、パキスタンでは気に入った伝統的衣装シャワーカミーズ（病院で着るため）を買いました。

首都のイスラマバードに行けば、かなり割高ですが海外のものが売っています。日本だったら滅多に食べないマクドナルドやキットカットにはとても興奮し、「自分にご褒美」と言ってはハンバーガーやお菓子を買ってしまい、パーディアムが手元に残ることはなかったです。

NGOで働いていると言うと高給取り、という印象も世間にはあるようですが、全くそうではありません。活動が終わって帰国すれば、契約終了、お給料は出ません。保険も年金も税金も自腹です。なので、私はアルバイトをして収入を得ています。

ＭＳＦに入る前は、年収六〇〇万は超えていました。大きな病院でフルタイムで働く助産師であれば平均的な額です。一人暮らしをして、海外旅行をして、ほしいものを買って、経済的に不自由はしていませんでした。

しかし、その生活を捨てて、月給手取り一一万円のＮＧＯの海外派遣スタッフという仕事を選びました。後悔はしていません。海外での職歴のない自分が、こういう仕事の機会を得られるという感謝の気持ちがあったのです。もちろん待遇を知っていて応募しましたし、全く躊躇《ちゅうちょ》はありませんでした。

この先ずっと続けていけるかと言われれば、体力的には一生は無理だとわかっていますが、今は目の前にある仕事をしていれば、その先の自分がやりたいことにつながるかもしれないと思って働いています（笑）。職種や経験、居住国によって給料は異なります。わずかですが昇給もあります。

「お金のためだけに働いてない」とかっこいいことを言いたいところですが、給料明細書を見るとこれでこの額かという気持ちになり、現実に戻されるのは否めません。やはり、人間というのは欲がわいてくるものです。

でも、働くことを楽しめるかどうかは、自分の仕事を「お金を得る手段」として捉えるか、「やりたいこと、なりたい自分、見たい景色」のための手段として捉えるかどうかで決まると思います。今は心身が健康ですし、やりたい気持ちがある限りは続けていきたいと思っています。

〈コラム〉「国境なき医師団」に入るにはどうすればよいか？

まずは説明会に行くのがいいでしょう。行かなくても応募はできますが、実際に派遣から帰ってきた人に話を聞けるチャンスなので、時間を作って行ってみる価値はあると思います。

「国境なき医師団」が募集している職種は多岐にわたります。大きく分けて、医療職と非医療職。医療職は医師、手術室看護師、助産師など。非医療職は、物流管理や建設などのロジスティシャンや、人事・財務などのアドミニストレーターです。

応募の条件は、職種によって違います。医療職の場合は、一定の臨床経験、専門医資格など、非医療職についてもそれぞれの分野でのプロとしての経験、そしてすべての職種共通で、マネジメントや指導経験も求められます。学歴よりも経験を重要視しており、業務が問題なく遂行できる語学力とコミュニケーション力がある人です。

応募するには、まず英語で職務経歴書を書きます。私もこの時初めて英語で書きましたが、書き方はネットで検索すれば、ものすごい数の例が出てきますので、自分にあった例を見つけて、まねして書きました。特定の書式はありません。そのほか、職種によっては、技術チェックシートなどの提出が求められますが、「国境なき医師団」のウェブサイト（http://www.msf.or.jp/team_msf/index.html）から所定のファイルをダウンロードし記入すれば大丈夫です。

書類審査が通れば面接となりますが、英語またはフランス語で行われます。筆記試験はありません。

落とす試験ではないので、合格率というのはありません。ただ、残念ながら採用にならなくても、どこが不足していたか教えてもらうことができます。例えば、語学力に欠けるなど。

そのほか、健康な体であること、家族の理解が得られていること、また、英語で熱意を伝えられることはとても重要です。

第2章

イラクのシリア人難民キャンプで働く（二〇一五年三月～九月）

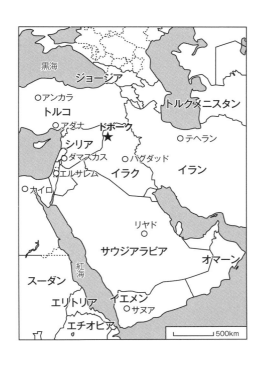

自分はまだまだ、だからまた派遣に行きたくなる

パキスタンに二回の活動に行ったあと、日本の病院でのアルバイト生活に戻りました。帰国して、やはり現場でギャップを感じてしまいました。もちろん、最新の医療技術で多くの命を助けることができるのは素晴らしい一面ですが、本当に助けを必要としている人に対して医療を提供するということに、より魅力を感じていました。

ＭＳＦの活動は、限られた環境の中で最大の結果を出すことの挑戦だと思っています。国やプロジェクトの性格もあると思いますが、現場に最新の機器はありませんし、働いている人たちの質や能力も違います。いかにその環境で最良の結果を出すか、それは私たち海外派遣スタッフのマネージメント能力にかかっている部分が大きくあります。それを実感できた時の達成感は、言葉では言い表わせません。

振り返れば、二回派遣されたパキスタンでは、目の前のこと、言われたことをやるだけで精一杯でした。月に一度出さなければいけない業務レポートも、徹夜して書いたわりに分娩件数などの数字を並べただけのもので、今読み返すと恥ずかしいほどのとても

お粗末な内容でした。一人前には程遠かったのですが、その時はそれ以上できる気がしませんでした。

でも、ここであきらめることはありませんでした。次は違う国で働いて自立した助産師にならなければ、というモチベーションが帰国してからふつふつとわいてきました。そして帰国して二カ月ほど過ごしてから、イラクに行くことになりました。

しばらく海外に住んでいれば、日本食は恋しくなります。お寿司はもちろんですが、それ以外には市販の焼肉のタレです。あの甘じょっぱい味は日本独特で、白いご飯に刻んだネギとあのタレをかけたら、何杯でも食べられます。現地では日記をつけるのですが、一～二カ月に一回ぐらいの頻度で、「焼肉のタレと白米が食べたい」と書いているほど恋しくなります。

その頃、人道支援の王道とも言える「難民キャンプ」で働いてみたいという気持ちが強かった私は、提案された候補の中からイラクの活動に行くことを決めました。その時は、シリアで日本人ジャーナリストが人質の上、殺害された事件が起こった頃で、日本ではシリアに対してかなり危ないイメージが強かった時期でした。

その隣の国、イラクのシリア人難民キャンプで働くと友だちや家族に言うと「えー‼」とかなり驚かれました。それでも、前回の派遣の経験からMSFのセキュリティは信用していましたし、「行く」と決めた気持ちに迷いはありませんでした。

難民キャンプの産科病棟のマネージャー

私が任されたのは、イラクのクルド地区ドホークにある六万人が暮らす難民キャンプの産科病棟のマネージャーでした。

派遣前にはいつも、どのような活動をしているのかという業務内容や、毎月のフィールドでの活動レポートが送られてきます。しかし、その時には、全く関係ないポジションの業務内容が送られてきていました。こんな間違いはたまにあります。そのため、あまり事前に業務を把握することができていませんでした。「行けば何とかなる」と思っていました。

マンスリーレポートを読んでいても、現場は刻一刻と変わることが多いです。現地へ行って「そんなこと聞いてないよ！」というのは、もはや常識みたいなもので、それに

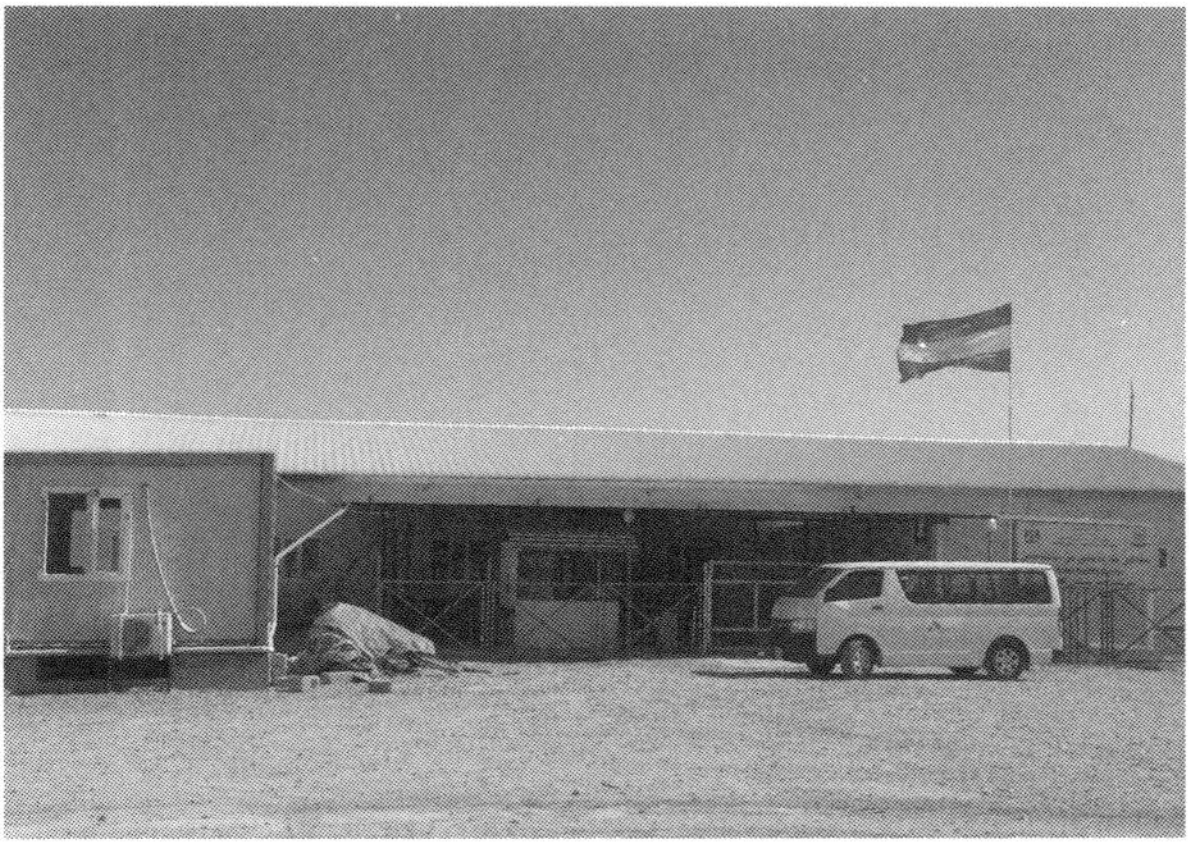

キャンプ内の産科病棟 ©MSF

対応する柔軟性が現場では必要とされます。

現場に着くと、さっそく前任の助産師から日々業務の引き継ぎなどの申し送りをもらいます。すると、私の許容範囲以上、やったことない業務だらけということが明るみになりました。「何とかならない」事態に冷や汗が出ます。事務所には自分専用の立派なデスク、パソコンとそれを入れるリュックサックを用意され、マネージャーとして承認のサインをする書類一式のファイルを説明されて、「え、どうしよう、私にこんな仕事できるかな、やばくない？」と不安はみるみるうちに大きくなりました。

私が初めてのことだらけで動揺していた

のは、きっと前任者もわかっていたと思います。「何度でも説明するから、どんなことでも聞いてね」と言って丁寧に説明をしてくれました。私は「すべての仕事を把握しなきゃ」というプレッシャーに耐え切れず、張りつめていた糸がプツリと切れて一人トイレで泣いたことがありました。

しかもその日は、今後の方針について上司との会議が控えていたのです。なぜ今！　約束の時間まであと一〇分という時に、緊張と焦りが爆発してしまったのかもしれません。こんな顔じゃいけない。とりあえず顔を洗い、サングラスをかけて会議へ向かいました。家に帰ると、もらった情報量が多すぎて心身ともにクタクタ、次の日はまた新しい情報で脳みそはパンク状態。焦ったり動揺したりしている気持ちとは裏腹に、わからないこともわからないまま引き継ぎ業務は終わってしまい、前任者は帰って行きました。

もう、ゼロから始めてあとは登るしかない！　と心に決めた日の日記には、「サハラ砂漠に食料なしで置いていかれた気分」と書いています。この時は本当に、よけいな責任をただ勝手に背負っていたな、と笑えます。次の日から、前任者はもういません。仕事用のパソコンを入れたリュックを背負い、まるで小学生が初めて学校に行く日のように少し緊張して事務所へ向かいました。

三回目の派遣でしたが、英語にはまだまだ自信がなく、朝から知らない単語ばかり出てくる書類を見て、どうしよう……とまた泣きたくなりました。自分専用のメールアドレスに送られてくる業務用の連絡メールも？？？がいっぱいです。「わからないことはちゃんと聞いて、成長のチャンスへ」なんて、この頃の日記には書いていて、今読むと恥ずかしいですが、「初心忘るべからず」とは、このことかとも思います。

マネージャーの仕事に順応していく

それから、来る日も来る日も難民キャンプへ通いました。私たちが住んでいる家は、難民キャンプから車で二五分程離れた閑静な住宅街でした。家の近所には子供たちが走り回って遊ぶ声が夜まで響き渡り、生鮮品が売っているスーパーやパン屋さんやレストラン、きちんと整備された緑道や公園などもある場所でした。隣の国で戦争をしているとは思えないほど穏やかな場所でした。

そして難民キャンプも、自分の想像とはかけ離れたものでした。面積は、東京ドーム

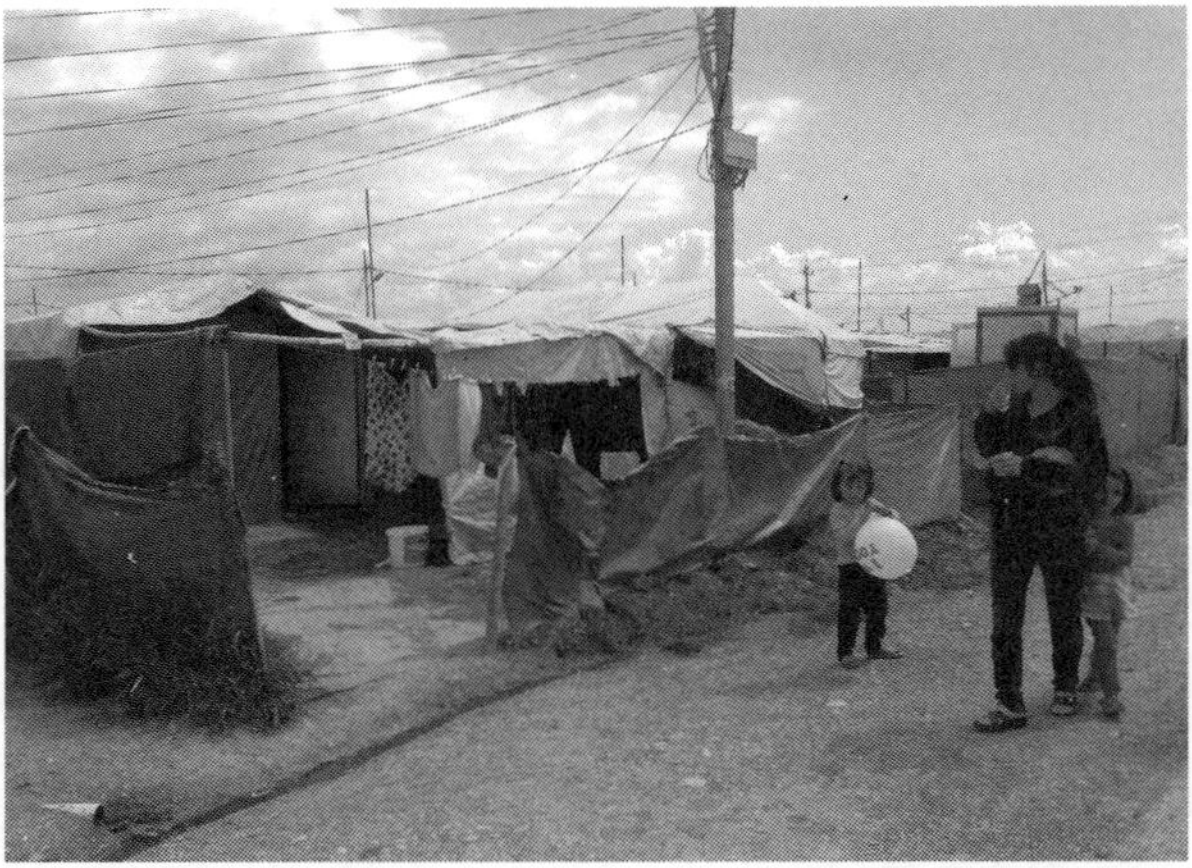

イラク、ドホークにあるシリア人難民キャンプ（ドミーズキャンプ）のビニールで作られた家 ©MSF

何十個分というほど広いですし、一つの町のように繁栄していました。学校や図書館、レストラン、散髪屋、おもちゃ屋が商店街のように並んでいます。

住居は、ビニール造りの家もありますが、中にはコンクリート造りの普通の家もあります。多くは、ここに住んでいるシリア人難民によって作られたものです。キャンプ内を歩いていると、ベビーカーを押す女性やレストランで水タバコを吸うおじさんたち、おこづかいを持ってお菓子を買いに来る子供など、ごくごく普通の人たちが暮らしていたのです。

「国境なき医師団」は、このキャンプで

プライマリ・ヘルス・ケア（健康を基本的人権として、地域住民が主体的にその達成に参加するという理念であり、方法論）、心理カウンセリングと産科病棟を一年前に開設したばかりでした。キャンプ内にある産科病棟は、妊婦検診から普通分娩《ぶんべん》、産後検診、家族計画まで広く扱っていました。現地のスーパーバイザーと助産師、看護師、産科医含め一五人ほどでした。私のポジションは、マネージャーという立場でした。

「マネージャーなんて、大きい名前の付いた役職もらっちゃったな、どうしようか、期待された仕事通りできないかもしれない……」と思っていたのはつかの間で、あれよあれよといろんな仕事がふられ、そんな不安は忙しさのなかに早々に消えて行きました。

朝は、病棟と外来を一周して、引き継いだプラン通りに、毎週いろんな産科技術のトレーニングをしました。最初の頃に流した涙は何処《どこ》へやら、一人になってみると人間は順応するものです。しかし、これが後で災いするのです。

スタッフとの確執

慣れない業務に追われる日々で、数カ月があっという間に過ぎて行きました。キャンプに着けば、真っ先に産科病棟の奥にあるオフィスに行ってパソコンを開き、メールや昨晩のお産の記録と統計の確認。その間にも、ワクチンの在庫が足りない、トイレの掃除ができてない、停電した、しまいには水飲み場のコップがないなんて問題までふってきます。そして、外来には妊婦検診を待つ長蛇の列。イラクの夏は五〇度を超すほどの暑さで、冷房の効いた外来に涼みにだけ来ている人もたくさんいましたが。

自分の業務に精一杯の日々でしたが、それでも病棟は私と現地のスーパーバイザーのもと、順調に回っていました。そこにある出来事が起こります。

施設で生まれた新生児が、出生直後に亡くなってしまったのです。早朝の出来事だったので、私がキャンプに到着後、現地のスーパーバイザーから報告がありました。産科というのは、それまでが正常であっても予期せぬ出来事は起こり得るものです。

私は現場を見ていませんし、カルテの情報が詳細に書かれてなかったため、関わったスタッフに事情を聞きました。新生児死亡を扱うのは、助産師としても正常お産を扱うより精神的に疲れますし、自分に非がなくても多少気持ちが落ち込むものです。

決して、関わったスタッフを責めるつもりはありませんでしたが、反省するべき点は各自に伝え、詳細な記録の徹底と新生児蘇生《そせい》の勉強とトレーニングをすることを伝えました。しかし、この話し合いをきっかけに、スタッフとの関係がぎくしゃくし始めます。「あの新生児死亡は私たちのせいじゃない」「赤ちゃんが死んだことを責められた」など、私の思いとは反対の言い分が耳に入ってきました。ネガティブなパワーというのは本当に強いもので、チームは一致団結し、「そんなリスクを私たちに背負わせるなら全例を搬送する！」と緊急搬送件数が一気に増えました。

その後何度か、「私は責めているわけじゃない、ただ、改善すべきところを指摘した」と言っても、チーム〝アンチマリナ〟はもはや聞き入れてはくれません。私も繰り返しの説明には次第に嫌気がさしてきて、説得することをあきらめ、次に進むことにしました。

シリアは独裁政治下で、街のいたるところに秘密警察の網がはられ、国民の言動を監視してきました。言論の自由はなく、とても保守的です。それが関係しているのか、自分の立場が少しでも危ないと感じることがあると、できる限りの理由と仲間を見つけて、自分の立場を守ります。間違いを認め、そこから学ぶという根本的なことがわかってもらえませんでした。

私自身マネージャーという立場は初めてで、かなり手こずりました。最終的には、この確執が上司の耳に入り、事態を重く見た上司が、現地スタッフと上司とコーディネーターを含めた緊急ミーティングをすると決めました。「ああ、大事《おおごと》になってしまったな」というのがその時の本音でした。

当日、ミーティングが始まると、現地スタッフは「マリナなしで話し合いたい」と言うので、私は外にいましたが、彼女らの言い分としては、「マリナは何もわかってくれない」「記録と数字ばっかり見ている」「これだけの患者数を相手に、完璧に仕事をするなんて無理」と主張のオンパレード。さらには、「前のマネージャーはもっとわかってくれた」とまで言われました。

私の前任は、毎日のようにお菓子や食べ物をふるまい、週末は自腹でBBQやピクニックに連れて行き、現地スタッフがやるべき多くの業務を担って、いつも病棟を走り回っているタイプでした。現地スタッフにとっては居心地の良い上司だったのだと思います。海外派遣スタッフでも、人それぞれやり方や価値観が違います。私は、そのやり方が間違っているとは思いませんが、彼女にはなれません。

約半年ごとに変わる上司に適応しなくてはいけない現地スタッフと、一貫性のないマネージメントは信頼関係に歪《ひず》みを生じさせます。ただ、コミュニケーションという面では、私の努力が不足していたと感じます。ここの現地スタッフはストレートです。言いたい放題も正当な自己主張で、ここでの普通のコミュニケーションとして柔軟にとらえることが、当時の自分には欠けていたところだと思います。

現地スタッフも、みなキャンプで暮らす難民です。日々の生活と、見えない未来に不安を抱えながら仕事をするというのは大変なのは理解できます。ただ、「仕事は仕事、やるべきことはやってもらわなくてはいけない」という私の態度が強く出すぎた結果、反感を買い、彼女たちとわかり合うことは最後まで難しかったです。

国内避難民の移動診療にも参加

イラクには、国内避難民と呼ばれる人々がいます。シリアからの難民を受け入れている一方で、国内にも自国の難民がいるのがイラクです。自分たちの町を追われ、安全な場所を求めて住みついた場所は、本当に牛とヤギ以外何もないような場所。そのような場所にも医療を求めている人はたくさんいます。

「国境なき医師団」は、移動診療といって最低限の薬剤を車に積んで、その人たちがいる場所まで行って治療を提供する活動もしています。そこには妊婦や褥婦《じょくふ》（出産後まもない女性）もやってきます。そのため、助産師として私も移動診療に参加してほしいと頼まれました。難民キャンプの産科は比較的安定して運営できていたので、週に数回はそちらに参加することになりました。

往復に車で四時間、診療時間はたったの三時間です。朝は、車に荷物や机や椅子を積み込みます。時には、道なき道を行くこともありますし、途中検問所でのチェックもあるため、車の中ではおちおち寝ていられません。そして到着すると、村じゅうの全人口が病気の有無にかかわらず待ち構えています。アジア人の私はもちろん物めずらしそうに見られ、だいたい「ニーハオ」と言われますが、苦笑してスルー。その後、日本人だと言うと「オーー、ヤパン‼」と、いいリアクションが返ってきます。

診療場所は、廃墟となった学校や病院でした。週に二回程行っていたある病院は、大

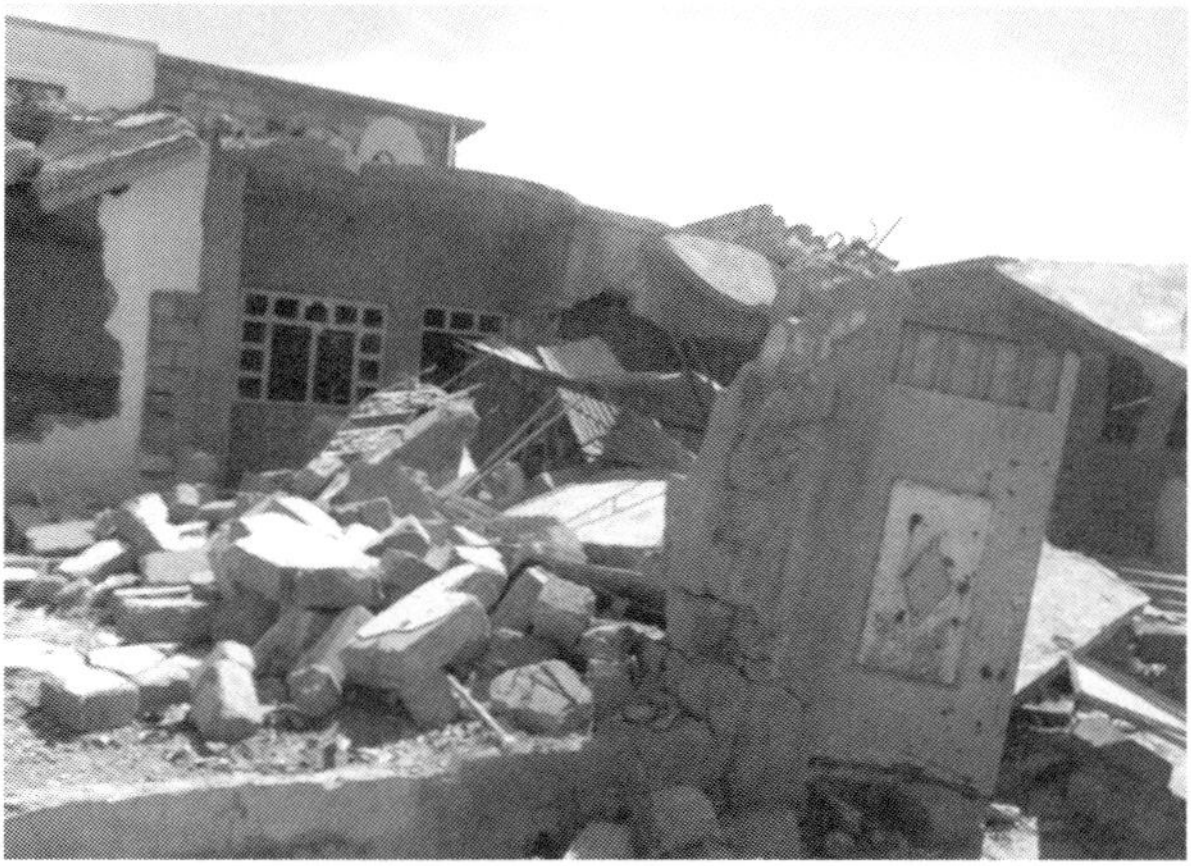

移動診療に行く道筋ではほとんどの家が壊れており、戦争の爪痕を感じる ©MSF

きな被害を受けていました。建物の屋根や壁は破壊され、薬剤の棚はすべてガラスが割られて、金目《かねめ》のものは無残に盗まれていました。部屋にはガラスの破片が飛び散り、ドアには銃弾の跡。分娩台や診察台などの大きな医療器具は、焼かれて砂ぼこりを被ったままポツンと部屋に残されていました。

子供の予防接種の記録や分娩台帳などはそのまま置いてあり、平和だった頃は地域を支えていた病院であったことがわかります。世界には本当に紛争が存在することを、この時初めて肌で感じ、自分の中に衝撃が走りました。テレビや本などのメディアで見るのとは全く違う、同じ世界で起こっているのだという当たり前なことをやっと実感しました。

私が初めてその病院に行ったのは三月で、季節はまだ冬です。一部天井が抜けている壊れた部屋を使って、凍えるような寒さの中、診療をしました。クルド地区にはペシュメルガといって、クルド地区を守る地元の軍の人がいます。政治、宗教や人種にかかわらず、すべての人に無料で医療を提供することを理念としている「国境なき医師団」は、どんな人も、制服を脱ぎ武器をおけば診療をします。私たちは前線からそれほど遠くはない場所で移動診療をしていたので、軍の人が診察に来ることもありました。

民間人を含め、そのような地域に住んでいる人々の主訴は「眠れない」、「頭痛がする」などの軽い症状ですが、おそらく心理的なストレスからくるものでしょう。小さな子供だと、夜尿症や突然夜中に泣き出すなどの症状も多く見られました。戦争が人々の心身に及ぼす影響は、大きいのです。

まだまだ足りなかった自分の力

移動診療は比較的新しいプロジェクトで、現地スタッフは男女混合で若者が多く、みんな働き者でした。車が到着するなり、せっせと重い荷物を運ぶ男性スタッフ。今か今かと診療を待つ人を症状別に優先順位を決めていく女性スタッフ。みんな機敏です。

この時に、動きが遅いのは医師たちです。アラブの世界でも、「医者は神より偉い」というヒエラルキーが色濃くあり、座っていて準備をしません。この医師たちを注意すべきか、迷いました。文化上、看護師が医師に注意することはできませんが、海外派遣スタッフならできます。私のような派遣スタッフが、できていないところを指摘するのは簡単なことです。ただ、チームの雰囲気や文化的背景を考えると、今すぐ行動するのはよくないとも思いましたので、その時はじっと観察しました。

移動診療での助産師の役割は、妊婦検診と産褥検診をすることでした。しかしながら、異常が見つかったとしても搬送するような病院は近隣にはありません。対処療法として薬をわたすのみです。

どの村も、多くの女性が自宅出産をしていました。不衛生な状況での出産は感染のリスクがありますが、そのようなことはあまりなく、産後経過はおおむね良好な人が多かったです。しかし、赤ちゃんの着ている洋服やおくるみは一度も洗ってないかと思われる布で、手袋をしていても指先でつまみたくなるような汚さでした。

本来なら、このような直接分娩を介助できないリモートエリアでは自宅分娩のキットを配布します。私も提案しましたが、却下されました。大きな組織にいると、一つの案件を通すのに長い時間がかかります。何人もの人に、なぜそれが必要なのかを説明するという作業を繰り返し、繰り返し、繰り返し……、結局最後にはあきらめてしまいました。

まだ三回目の派遣でヒヨコの自分は、「言ったことがすぐ形になるなんて、そんなに甘くないか」としり込みしてしまっていたのです。目の前の人たちを助けるのは、頭脳の明晰《めいせき》さやお金ではなく、素早いアクションを起こす行動力、現場の声を聞く姿勢、そしてぶれない使命感です。それが、この頃の私にはまだ足りなかったように思います。

その後、そのエリアに産科病棟を開設することになったため、今はたくさんの人が安全にお産をできるようになったそうです。

牛とヤギ以外何もない、でも私たちを笑顔で迎えてくれた

各曜日によって、様々な地域に出向きます。びっくりするくらい何もない場所もあります。でも、いつもあふれる笑顔で私たちを歓迎してくれました。ここでは、使われていない学校で診療していました。そこにいる子供たちには、教育の場はありませんでした。近くのモスクで、村の大人がコーランでイスラム教を教える。それだけです。算数、国語、社会、理科などの教育は、ないのです。

シリアやイラクでも戦争前には学校もあり、様々な職業に就くことができました。しかし、戦争が始まってここ一〇年弱の間、教育がないのです。例えば、五歳で生まれた子供は一五歳になった今でもきちんとした教育を受けていません。いつの日か戦争が終わった時に、教育を受けていない若者が国を復興させることができるのでしょうか、とても不安です。

孤立した村に私たちが来るのは、ちょっとしたイベントで、いつも笑顔で迎えてくれました。週に一回数時間の診療というのは、村人たちも知っています。そのため、重病

人はこの診療には来ません。肺炎、歯痛、頭痛、高血圧などマイナーな症状の人ばかりでした。

私も妊婦がいない時には、看護師としてチームを手伝いました。実際にサポートになったかはわかりませんが、診療本を見ながら尿検査をして、薬剤の本を片手に処方、最後にはアラビア語をまねて患者名を台帳に書くまでになりました。同じ目線に立って仕事をすることで、信頼関係を築けたのは、キャンプでの自分の失敗からの教訓になりました。

チームの人たちとは、仲良くなっていろんなことを話しました。みな、二〇代後半〜三〇代のイラク人でした。彼らは幼い頃に湾岸戦争とその戦後の生活を経験しています。私は、当時六歳でした。今でも覚えているのは、幼稚園から帰ったら、祖母が「戦争が始まっちゃいそうなのよ〜」と不安そうに言ったことです。平和な日本で幼稚園に通っていた時に、同い年程の子供は戦火の中にいて、家族を亡くしていたのです。

そして時が経って、今、医療者として同じ現場にいる。私の暗黒の時代とは比べものにならないほどの苦労があったに違いありません。彼らの数々の話を聞いて、「へえ、大変だったね」となんとも呑気《のんき》なコメントしか返せない自分が恥ずかしいとも思いました。

現地スタッフには、ヤジディー教徒も多くいました。ヤジディーの若い女性は、誘拐され、性ビジネスとしてイスラム国の兵士たちに高額で売られてしまうことがあります。ですから前線の近くまで行く移動診療のスタッフとして働くのは、最初はかなり躊躇《ちゆうちよ》したそうです。それでも、彼らにとって同じ民族は家族です。「助けを必要としているのなら、自分がやらずに誰がやるのだ」と、この仕事への情熱を話してくれました。

小さな子供がいるスタッフは、「戦争のない国で子供を育てたかった」と言いました。大人が敵対していると、それを見て育った子供は、その相手と接していなくても悪い情報を信じてしまいます。世代を超えて、憎しみや偏見が受け継がれてしまうことが悲しいけれど、どうにもできないと教えてくれました。

世界の現実を肌で感じる

私には助産師というスキルで目の前の人を助けることはできますが、「戦争」という彼らの根本的な問題を解決するスキルは何もありません。彼らの話を、ただの好奇心で聞いてしまったら、他人の心の中を土足で踏み荒らすことになりかねない。そう思ってしまい、多くの質問はできなかったのですが、彼らが貴重な話をしてくれたことに感謝しています。

私のことを海外派遣スタッフとしてではなく、チームの一員として受け入れてくれている、そして破壊された町から自力で立ち上がりたいと思って働く若者の姿を見て、心に熱く感じるものがありました。

このイラクでの活動は、初めて長く海外で働いた経験でした。たった半年間の派遣でしたが、失敗あり、涙あり、感動あり、ロマンスあり。ここでの経験は、この後行った派遣の基礎となっていますし、そんな経験をさせてくれた現地スタッフに今でも感謝しています。

そして、戦争がない日本で育った私に世界の現実を教えてくれました。ごく普通の生活を失った悲しみだけでなく、あふれる笑顔や未来への不安と希望もあるということ。それは、ここに来て、目で見て肌で感じなければわからなかったことです。

第3章

レバノンの難民キャンプでの活動（二〇一五年一二月〜一六年九月）

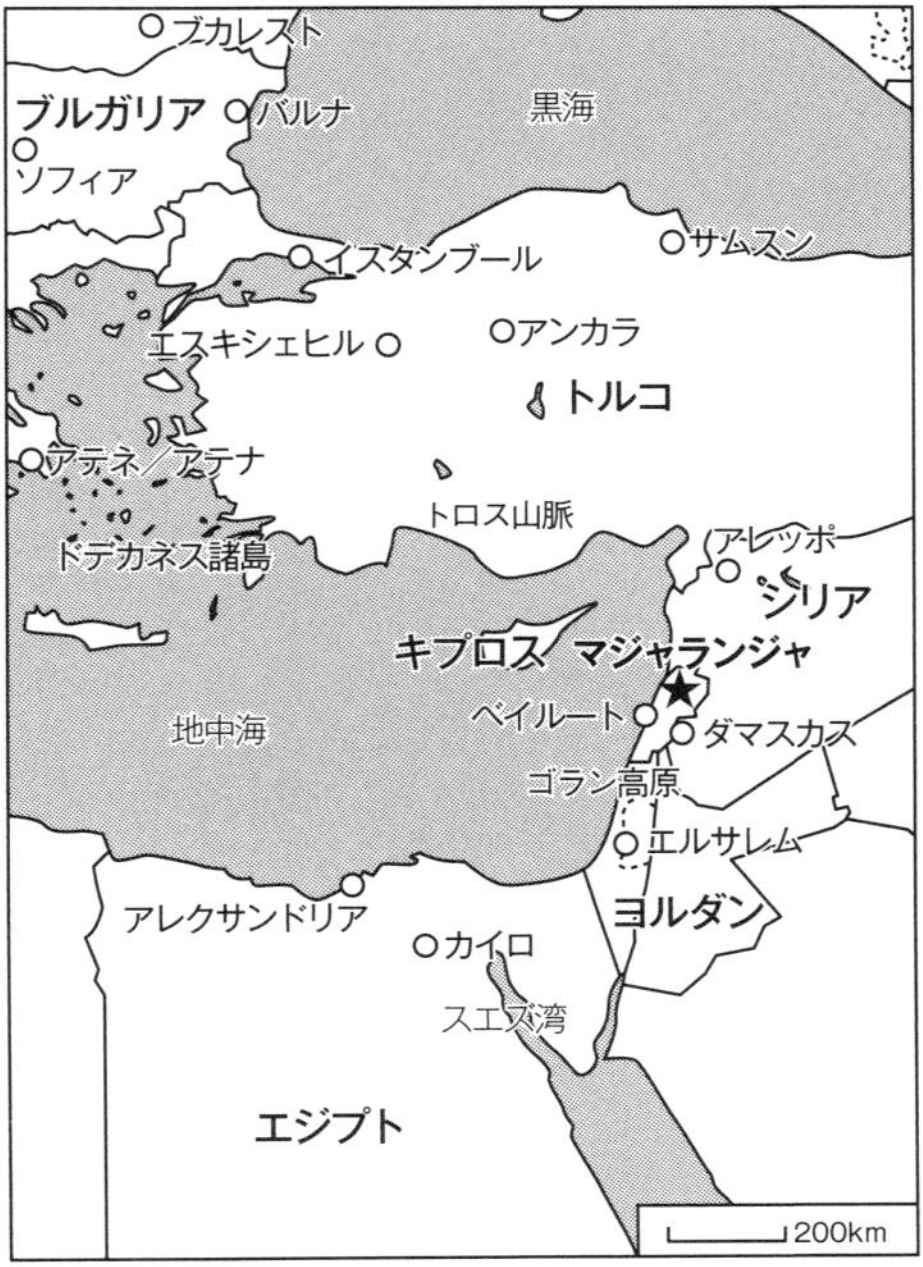

日に日に増えるシリア人難民

中東の中でもとても小さい国レバノンは、途上国ではなく中級所得国／第三国という分類に入ります。九〇年に内戦が落ち着いてからは、フランスの植民地だったヨーロッパの雰囲気を残している首都ベイルートを中心に、かなり発展しました。今やベイルートは立派な観光地ですし、五つ星ホテルや西洋風のカフェ、スターバックスだってあります。物価は欧米並みで、夜のバーは六本木よりも高いくらいです。

シリア国境にほぼ囲まれており、現在でもヨルダンと並ぶ難民の受け入れ国となっています。ＭＳＦは、レバノンに住んでいるパレスチナ・シリア難民のためのプロジェクトを展開していました。私にとっては未知の国でしたが、レバノン料理のホムス（ひよこ豆のペースト）とタブレ（クスクスとパセリのサラダ）に思いをはせ、二〇一五年一二月、現地へ向かいました。

シリアの隣国であるレバノンには、多くのシリア人難民が避難してきています。首都ベイルートの歩道やレストランの前には物乞いのシリア人女性がいたるところにいまし

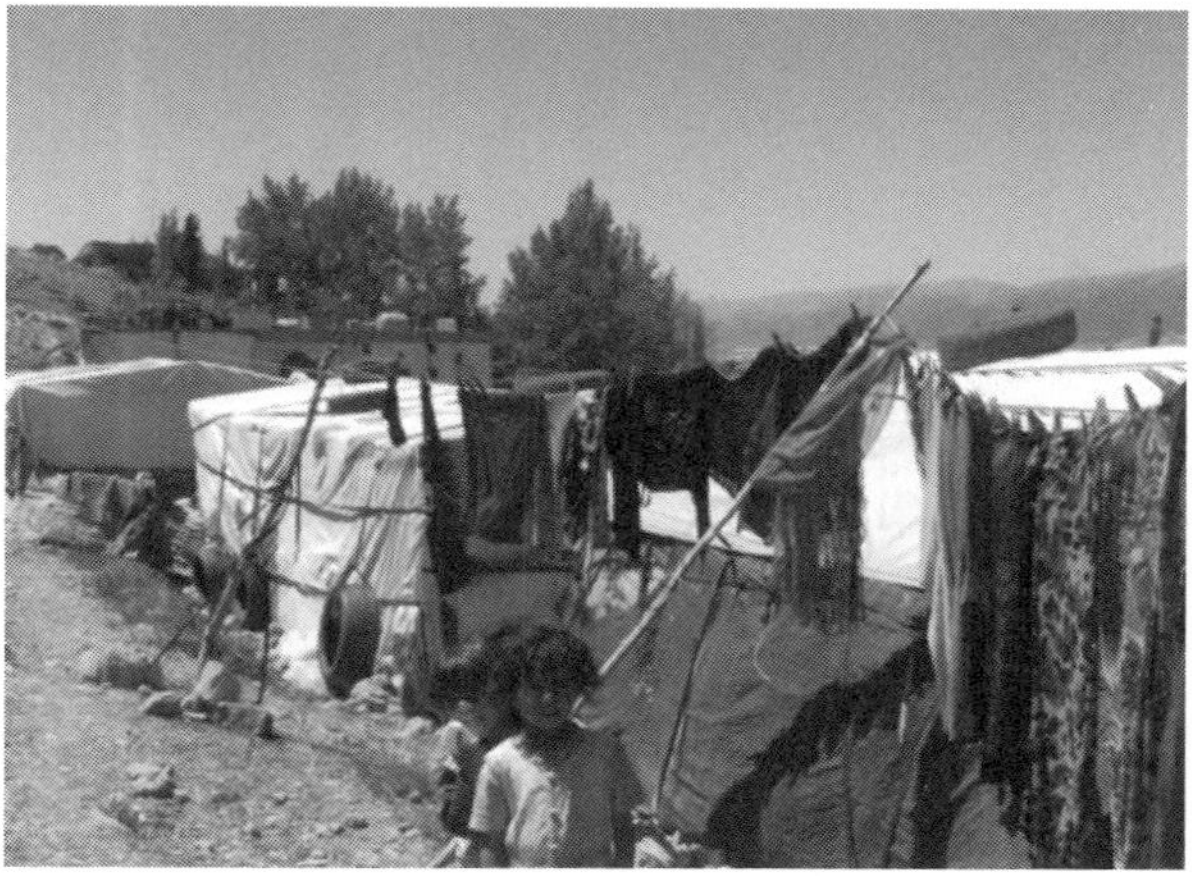

自然発生したレバノンのキャンプ ©MSF

たし、歩道で暮らすホームレスも多く見られました。

国境は公には閉じているというものの、塀があるわけではなく徒歩で越えることは可能です。レバノンは公式な難民キャンプを認めていません。そのため、自然発生したビニールでできたテントがそこらじゅうにあります。首都を離れて郊外に行けば、非公式の難民キャンプがあちらこちらに自然発生している状況でした。

難民という立場では、いくら自国で弁護士や医師であってもレバノンで働くことは許されていません。日雇いの肉体労働の仕事でもあればラッキーなのですが、プライドが高い男の人はそんな仕事には納得できず、妻が子供を連れて物乞いに行くというパターンをよく見かけました。こうして、目に見えて増え続けるシリア難民に対する否定的な国民感情がレバノンに存在することは、初日から肌で感じました。

産科病棟を開設する

私に任されたのは、シリア難民のために普通分娩《ぶんべん》ができる産科病棟を開設するという仕事でした。ベカー高原のマジャランジャ（majdal Anjar）という、シリア国境の山並みがとてもきれいに見える場所に予定されていました。病院内の構造を考えたり、その土地に住む人口から月の分娩件数を予測計算したりしました。それに合わせた数の分娩台、入院ベッド、医療器具のオーダーや配置、雇用するスタッフの面接も行いました。

日本で産科病院を開院するなんていうのは、ほとんどがお医者さんです。助産師でも助産院を開くことはできますが、日本にずっといたら、そんな大きなことをするモチベーションは持てなかったでしょう。

日本を飛び出して、海外で助産師として働いて二年足らずでしたが、ずいぶん違う世界に来たものだと思いました。日々、自分の指示で物事が動いていくダイナミックなおもしろさを感じ、忙しいながらも初めての経験を楽しんでいました。

まずは、医師の面接をしました。医師が助産院に駐在することはなく、緊急時にオンコール（待機）という体制をとって対応するという仕組みでした。事務所に希望者からの履歴書が送られてきましたが、かなりウケたのはその証明写真です。

日本では無地の背景に無表情で写ったものが普通ですが、レバノンでは、背景が虹色で民族写真を着た斜め四五度の全身写真なんていうのもあります。どんなナルシストが来るんだろうと、内心期待していました。五〜六人の希望者が来ました。

私からは、知識の確認のための質問をします。「アプガースコアを教えてください」というような質問です。アプガースコアというのは、赤ちゃんが生まれた時に評価する一〇点満点のスコアのことで、産科関係者の人なら誰でも知っている基本的な知識です。

一人の医師は、こう言いました。

「それは古いねえ、そんなのもう使ってないよ、だから知らない」

大きく突き出たお腹のまえで足を組み、踏ん反り返って偉そうにして、そんなことを言うのです。そしてこう続けました。

「私は、ベイルートアメリカン大学を出ていてね、ここはレバノンで一番入るのが難しい大学なんだ。いろんな病院で院長をして、今も引っ張りだこで掛け持ちでねえ、忙しいんだよ。息子は二人ともドイツに留学して医者をしていて……うんたらかんたら」

そんな自慢話はどうでもいいし、絶対一緒に働きたくないタイプだと思いました。そのほかにも五人ほど面接しましたが、履歴書は、突っ込みどころのないような高学歴とそれに負けない経験や資格の数々です。でも実際に面接すると、ほとんどの人が口だけのようで話すのは自慢ばかり。提示した給料には納得がいかず、「そんなんじゃ働けない、その五倍が最低限」と言って帰って行きました。

レバノン人のお金に対する価値観が、明らかになりました。結局、私が良いと思える人は一人もいませんでした。とりあえず、分娩施設の準備も予定より遅れていたので、採用は保留ということになりました。

レバノン人に驚く

それでも、この国で医者なしに開業することは許されません。結果、他の病院に合わせて給料をかなり上げて、やっと納得してもらって何人かに働いてもらうことになりました。何と言っても金なのです。私は、面接で会ったような横柄で傲慢《ごうまん》な人たちの言う通りにするのはすごく嫌でしたし、奴らの両目が$マークになっている顔が浮かんでしまい、悔しい気持ちにもなりました。

でも、これを受け入れなければ、路頭に迷うシリア難民が借金をして病院で出産するか自宅で出産する生活が続きます。納得できないと思いましたが、その気持ちは押し込むことにしました。

日本の面接では、謙虚な人が評価されます。でも、この国で謙虚な人は潰《つぶ》されると思いました。実力などは関係なく、自分のステータスをいかにアピールできるかがその人の運命を決めるのです。レバノンでは、どこの大学を出ているかが最も大事で、一番有名なベイルートアメリカン大学を出ている人が超エリートなのです。

ベイルートアメリカン大学は学力も必要ですが、コネも必要なようです。多くの医者は学費の安いシリアの大学出身で、それはレバノンではコンプレックスになってしまうようです。

その人自身ではなく、どんな人と知り合いで、どれだけの資産を持って、持ち家があるか、どれだけの高級車に乗っているのかというのが、人としての価値の大きなウェイトを占めるのです。

街を歩いていても、見た目さえよければいい表面的なやっつけ工事が多く、道のいたるところから水が漏れていて、空を見上げれば無数の電線がものすごい勢いで絡まっていて、いつ発火してもおかしくないような状態です。ポイ捨ては日常で、道にはそこらじゅうにゴミが落ちていて、信号や標識はあってないようなもの。車は、車線だって守りません。運転の乱暴さといったらすごいもので、ハラハラしてしまうので助手席には座りたくないほどです。

タクシーに乗っても、運転手が「僕の息子はドイツに住んでて」とか「兄がフランスでビジネスをしてて」とか聞いてもいない自慢話ばかりします。その国の人の行動そのものがその国の抱える問題と感じました。そしてこの先も、根っから金とステータス優先というレバノン人に苦労することになりました。

シリア人の大家族と知り合う

予定よりは大幅に遅れましたが、二〇一六年二月に産科は開設しました。はじめは、ほとんど患者もおらずゆったりとした時間が流れていました。

私たちの産科施設のすぐ斜め向かい側には、シリア人の家族が住んでいました。この家の奥さんは、開院直後に私たちの施設で三人目の子供を出産しました。よく家の前にゴザを敷いて家族でお茶をしていて、スタッフとも顔なじみでした。挨拶《あいさつ》をする仲になり、頻繁にお茶に誘われ、最終的にはお昼ご飯に招待してもらうほどになりました。

シリア人は、大家族が基本です。この家も夫婦と義母、三人の子供と旦那の姉妹とその子供合わせて一〇人が一緒に住んでいました。家の間取りは、リビング、キッチン、寝室が一部屋とトイレという簡単な造りでした。一家は四年前に歩いて逃げてきて、レバノン各地を転々とした後、この借家を見つけ住み始めたそうです。

旦那さんの日雇いの仕事で一家の生計を立てていますが、家賃が高く、贅沢《ぜいたく》な生活はできません。シャワーと洗濯機は壊れたままで、よく洗濯をしている女性とバケツシャワーをする子供たちを見かけました。コンクリート建の古い家は隙間風が吹いて、冬はとても寒そうでした。でもビニールのテントに比べたら恵まれていますし、服装も小ぎれいにしている方でした。

シリアの食事は、砂糖がカップの底一センチほど大量に入った甘い紅茶がでるのが定番です。円板型をしたナンのようなパンを、そのお茶につけて食べます。あまりフルーツを食べる習慣はないようで、野菜は食べますが、値段が高いので金曜日のイスラムの祝日にしか食べられません。葉っぱにお米を包んだものや、煮込んだスープなど、今までの人生で食べたことのない料理だなあ、というのが率直な感想です。

いつも、「マリナ〜」と言って私を招いてくれるハナ（仮名）というその女性は、シリアのことをいろいろ教えてくれました。戦争前は多くの自然に囲まれた素敵な国だったこと、彼女は小学校や中学校では成績が優秀で大学を目指していたことなどです。そのため、簡単なコミュニケーションは英語ですることが可能でした。

それでも彼女ともっと話したくて、英語とアラビア語の辞書を買って勉強し、意思疎通を図りました。通訳もいましたが、やはりレバノン人を挟むと言いたいことが言えな

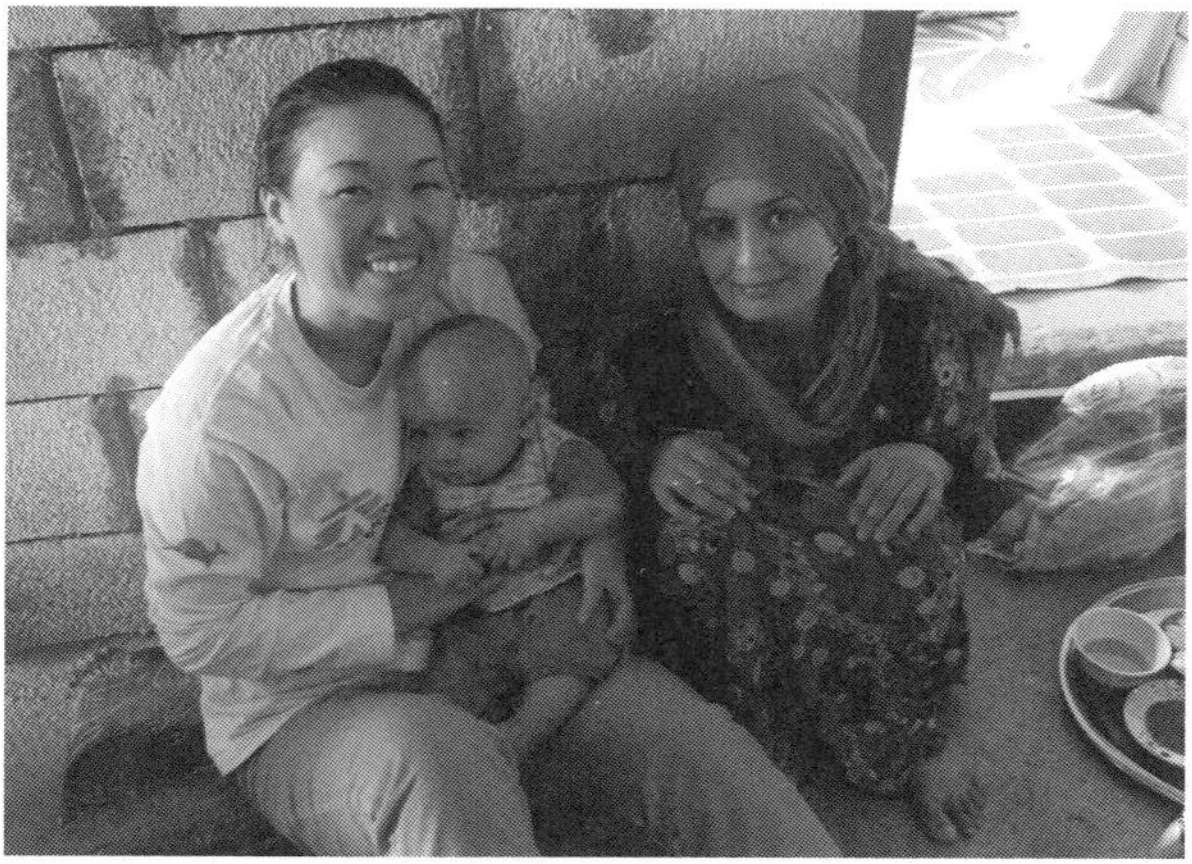

近所に住むシリア人一家の家に招かれて ©MSF

いでしょうし、こちらも聞きたいことが聞けないのです。彼女は、最初「レバノンでの生活は良い」と言っていましたが、私はその言葉に違和感を覚えました。

コミュニケーションを重ね信頼関係ができると、私が二人で話したことを絶対に口外しないということを信じて、次第に本音を話してくれるようになりました。「少しでもこの国の印象を悪くするようなことを言えば、たちまち噂《うわさ》を流されて家族が危険な目にあうこともある。やっと旦那も仕事が見つかり、静かにこの地で暮らしていけるようになった。だから、外国人と話す時は警戒してしまう」ということです。

コミュニティーのつながりが強い分、本当のことは言いづらいようです。彼女はこう続けました「レバノンでの生活は、戦火のもとで暮らすよりはいい。もう家は壊されてしまった。ただ、私はシリア人だし難民が嫌われていることはわかっている。子供にはシリア人として育ってほしいし、育てたい。勉強もして、将来は立派な大人になってほしいから、勉強は家で教えている」と。

レバノンに徒歩で逃げてきた途中で産気づいて生まれた長男は、その時四歳でした。その子を産んだ時、彼女はまだ一八歳だったそうです。乳飲み子の長男を連れて道に住み、物乞いをした時期もありました。暗い道を歩いている時に、レバノン人に暴力を振るわれたこともあったそうです。

彼女は、四年間も実母と連絡を取れていません。「お母さんに会ったら何を一番伝えたい？」と聞くと、「三人子供が生まれて、元気に暮らしている。いつも想っているし、愛してると伝えたい」と話してくれました。外見はおとなしそうですが、知れば知るほど芯《しん》に強いものを持ったたくましい女性であると感じました。

この時「大変だったね」と、なんとも呑気《のんき》な相槌《あいづち》しか打てない私がいました。日本にも社会問題はたくさんあります。これからのこと、老後のことを考えたら心配はきりがありません。でも私がこの仕事を続けるのは、圧倒的に日本よりひどい状態の国で働けるからこそです。

日本には、水もあり、教育もあり、政府も機能していて、私たちは恵まれています。自分が抱える悩みなど些細《ささい》なもので、どーってことないのです。こういう人に出会い、世界が抱える問題の深刻さに触れられました。これが、レバノンでの貴重な体験の一つです。

レバノンの医者はお金に厳しい！

私が任された産科施設は、普通分娩しか扱わない施設だったため、緊急時や帝王切開が必要な際には近隣の病院に患者を搬送します。開設前には近隣のいろんな病院に見学に行き、緊急時に対応、協力をしてもらえるようにというお願いをしました。

その際には、ケアのクオリティは確保されるかという視点で質問をしたり、もちろん搬送後の費用の負担を相手側がするか、折半なのかなどのお金の話もしたりします。全体の分娩件数からすると、緊急搬送になるのはあっても月に数件の見込みでした。

しかし、ここはレバノン、月に一件くらいだからと言って、もちろんどこの病院も無料で受け入れてはくれません。しかも欧米から来たNGOとなれば、法外な金額を請求してくるのです。

初めて搬送をした時、その請求額に目ん玉が飛び出そうでした。緊急帝王切開だったのですが、日本で高級車が一台買えるほど（数百万円）の料金が請求されました。男性上司と現地ケースワーカーと病院に行き明細を聞いて、なんとか四分の一ほどの金額にしてもらいました。

それからも毎回搬送先の病院に足を運んで、治療請求額をディスカウントしてもらわなくてはいけないのです。病院で値段を叩《たた》くなんて日本では嘘《うそ》のような話ですが、だいたいは半額〜四分の一程までにはなります。だったら、最初からそうしてくれ！　と思うのですが、そうもいかないのが「医療もビジネス」という精神が徹底しているレバノンの事情なのです。

保険に入っていないシリア難民がレバノンの病院で出産をすれば、高額な分娩費用を

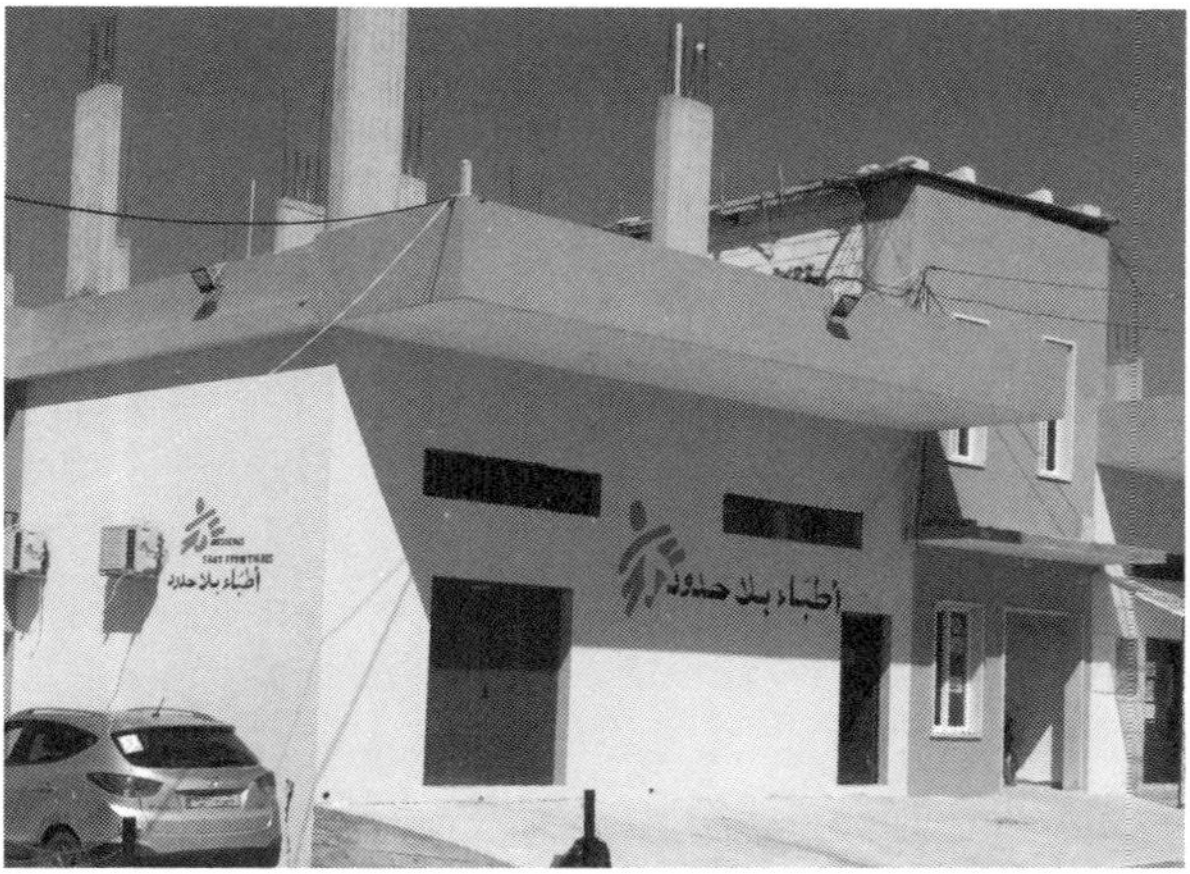

レバノンの産科病棟 ©MSF

請求されます。難民は、友人にお金を借りるなどしてなんとか工面して払うそうです。

ある病院では、シリア難民とレバノン人の病棟は分かれていて、シリア難民の病棟はカーテンもなく貧相なベッドとぺったんこのマットレスが並んでいるだけ。一方でレバノン人の病室は一〜二人部屋でフカフカのベッドに素敵なシーツが敷いてあり、プライバシーも保たれています。

しかし、この圧倒的な差にもはや驚くことはありませんでした。これが難民が直面する現実です。病院側はシリア難民には無料で分娩を提供しているのですが、決してそうではないのです。

命と予算の線引き

しかしながら、ケアを受ける側のシリア人はなかなか要求水準が高いのです。これは、イラクでもそうでしたが、妊婦たちは妊婦検診にはエコーは当たり前と思っています。毎回エコーをタダでやるべきだと言ってくるシリア難民の妊婦もいて、カチンときたこともあります。

「国境なき医師団」の中では、妊婦検診でのルーチンのエコー診察はしない、出血などの緊急時のみと決まっています。もし、胎内で異常が見つかってもその先に治療がないことが主な理由ですが、レバノンの場合、首都ベイルートに行けば胎児治療を受けられる病院はあります。

しかし、この国は緊急帝王切開を搬送しただけで高級車一台分の額が請求される国です。胎児治療などしようものなら、おそらくビバリーヒルズに豪邸が買えるほどの金額を請求されることでしょう。私たちは、命の危機に瀕《ひん》する人たちのために活動をしていますが、予算を考えた時、どこかで線を引かなくてはならないのが現実なのです。

私は、分娩施設だけでなく妊婦検診などの外来も担当でした。基本的に妊婦検診は助産師が行っています。もし、異常が認められれば、外の産科医に紹介状を出すというシステムでした。近所のあちらこちらにレディースクリニックのようなところはたくさんあり、見つけることに苦労はしませんでした。

しかし、問題はその先にありました。紹介先では患者は無料で診察が受けられ、それを月の終わりにMSFが全額支払うというシステムでした。調べてみると、最初は月に数件だったのですが、右肩上がりに紹介先の病院での診察が増えていて、月々かなりの額を払っていたのです。これは、何かあやしいにおいがする。

私は妊婦検診をしている外来に張り付き、助産師の指導だけでなく、患者からの訴えも通訳してもらうようにしました。すると、「出血した。でも今はしていない」「赤ちゃんの動きが鈍い」の二つの理由が多く、その裏には、紹介先でエコーをしてもらおうという意図が見えてきたのです。出血したと言えば、患者は診察を含むエコーを無料でしてもらえ、医者も儲かる。こうして見張っていないと、無料で質の良い医療を提供していることが逆手にとられてしまうのでした。

スタッフのモチベーションをどう上げるか

かつてレバノンは、シリアと戦争をしていました。その際にはシリアが強く、中東ではかなりの勢力を持っていました。しかし、今では逆にレバノンは、中東ではヨルダンと並ぶシリア難民の最大の受け入れ国として強くなっています。シリアとレバノンの立場が逆転したことや、戦争という暗い歴史も影響して、シリア人難民に対して心の底から援助したい、MSFに入ってボランティアをしたいというより、お金を稼ぐためだけに働くという現地スタッフがほとんどでした。それはそれで正当な理由ですが……。

仕事中に、タバコ休憩が異常に多い。資料が時間通りに回ってこない、物品と薬剤が倉庫にはあるのに、オーダーしても届かない。オフィスではスマホばっかりいじって、自分の仕事は超最低限しかしない……というスタッフが多いのです。

産科病棟以外のプロジェクトは、すでに三年ほど前から運営されていました。現地スタッフのモチベーションに関しては、いつも派遣スタッフの中で課題として上がっていました。いろんな対策をするのですが、彼らから「働く」というモチベーションは出てきませんでした。

シリア難民を雇うのはどうか、という意見もありました。彼らは、もちろん生活費のために職を探しています。過去の経験からシリア人は学歴や能力的にも悪くないのはわかっています。しかし、シリア難民を正規の職員として雇ってはいけないというレバノン国内の厳しい法律に阻まれました。

運が良ければ男性は日雇いの仕事で日々の生活費を稼ぐこともできますが、職がない人は配給や近所の人に食べ物などをもらうことで暮らしています。レバノン国内に公式な難民キャンプはないので、難民手作りのテントがあちらこちらに自然発生して、そこで暮らしている状態です。

冬は寒く、夏は暑く、衛生状況もよくありません。それでも、私たちが訪問に行く時には、笑顔で迎えてくれます。アジア人の私をめずらしがっているのかもしれないですが、テント内に招いてコーヒーやお茶をご馳走《ちそう》してくれることもありました。

そんな時も、「結婚しているのか」と必ず聞かれました。当時三二歳、結婚してないと言うと、あちらこちらから一〇歳位にもなってないような子供を連れてきて、「どう、この子？」と勧めてくるのです。いや、さすがに一〇歳の子と三二歳のおばさんは犯罪でしょ。「日本だったら捕まっちゃうよー」と言うと、大爆笑。やっぱり海外の笑いのツボは理解できません。

頼りになる現地スタッフ、マリアム

開院前には、シリア人が住んでいそうな場所に現地スーパーバイザーと分娩施設のことを宣伝しによく行きました。スーパーバイザーのマリアムは本当に頭が良く、世界で活躍する人になってほしいと思うほどの人でした。アラビア語、フランス語、英語が堪能で、ＭＢＡを持っています。ほどよく謙虚で、ほどよく自信もある。人間的にバランスのとれた申し分のないスーパーバイザーでした。

スーパーバイザーというのは、日本で言えば師長の立場です。私は彼女をサポートするマネージャーなので、課長や部長という感じでしょうか。助産師になってたった六年目の私です。とんだ飛び級をしたもんだと自らの役職に不安を抱きましたが、彼女には逆にいろいろ助けてもらえました。

ある日、そのマリアムが「マリナ、もう私こんな国から出たいわ。レバノンの政治なんて汚職ばっかりで機能してないし、いっそ日本人になりたい」と言いました。レバノンの政治、軍事状況は複雑で、その上大統領が決まらず一年以上過ぎていました。そして三年過ぎた今も決まっていません。だからといって、日本の政治もとうてい他国に誇れるものではないと思っています。

政治に対して不満があるのは世界共通。政府が政府が……とみんな口を揃《そろ》えて愚痴を言います。そして、その裏にはあきらめの気持ちも感じられます。正義や努力が日の目を見ない腐った社会にいつか光がさすことがあれば、彼女に大統領になってほしいと思うくらいでした。しかし、金と権力がモノを言うレバノン、女であることも不利です。

それを実感する事件が起こりました。

被っていた猫がはがれてしまった!

基本的に赴任して最初の二~三週間くらいは静かにして、チームの雰囲気を観察します。この時点で私が被っている猫は一〇匹程度。そして徐々にはがしていくのですが、ある日一気にはがれることが起こりました。カフェで派遣スタッフ同士お昼ご飯を食べている時、薬剤管理の話になりました。

私はすでにその時、事務所で目の前に座っている薬剤師との間に静かな確執がありました。タバコ休憩ばっかりして仕事もろくにしないくせに、何か聞けば偉そうに言い返してくる。頼んだ薬は、倉庫にあるのに日付通りに届かない。注意すると言い訳をする。彼の傲慢な態度に、心底嫌気がさしていました。

みんなが薬剤管理について愚痴っているのを聞いているうちに、私の中でスイッチが入ったのです。静かに貯めていたあの薬剤師に対する怒りを吐き出すのは今だと爆発しました。どれだけ彼のせいで仕事が進まないか、タバコ休憩ばかりで仕事をしていないか、スピーチ並みに話しはじめました。

仕事のことはもとより、かなり肥満体の彼が油っぽいポテトチップスを食べているし、太っているのは自分の責任なのに、腰に優しい上等なチェアーに一人だけ座っているのは何事か、だから嫌いなんだ！　あんたに発言権はない！　などと、結局太っていることへの批判が多かったのですが……。するとみんなは目を丸くして私を見て、大爆笑。

「マリナって、静かなキャラだと思っていたのに、実はこんなによくしゃべるのね……」化けの皮がはがれた瞬間となりました。

その薬剤師との戦いは、その後も続きました。産科には、生まれたての赤ちゃんを載せて処置をするインファントウォーマーというものが設置してあります。机ほどの高さがあり、医療者が立ったまま生まれたての赤ちゃんの処置を行うことができるものです。台の上にはヒーターが付いており、赤ちゃんが冷えないような工夫がされています。

最近では、赤ちゃんの体温が測れたり、ペダルを踏んで自動で台を上下できたり、タイマーが付いていたりと、様々な機能を備えたものがあります。ですが私は、ボタンひとつで温まるシンプルかつ低コストなもので十分で、それほどハイテクなものは必要ないと思っていました。

MSFでは医療機器に関しては、薬剤師が担当です。彼は、しつこく最新のメカが付いたものをオーダーしたがりました。それを私が線で消して、書き直す。それをまた彼が書き直す。紙面上での無言の戦いです。

最終的に私は、「どうして、あなたがそれを決める必要があるの？　それは、使う私たちが決めることで、薬剤師のあなたが決めることではないから。この件に関しては私の裁量ですので、あしからず」とぴしゃりと言い渡しました。

四回目の派遣ともなると、かなりズバズバと言えるようになったもんだと思いました。そこからが薬剤師の反撃です。核心をつかれた彼は、返す言葉がないのですが、こんな医者でもない、しかも女の私に言われたことが彼のプライドを傷つけたのでしょう。

薬剤師からの反撃、始まる

レバノンは根っからの男尊女卑の国で、職業のヒエラルキーも強く、医者はあがめ奉られます。彼の態度を見ていても「こいつ、私が医師ではない日本人の女だからって下に見てるな」と感じずにはいられませんでした。彼の反撃が始まりました。

でも、そこは悔しさという感情を押し込んで冷静に対処しました。自分の威厳を示すために産科の業務に口出ししてきたり、割り込んできたりすることは許せません。彼が業務に入り込んでくる時はなぜそうするのか、わかったようなふりをする彼に徹底的に理由を聞きました。

「この薬はたくさん使うから」などと自分の独断と偏見でたくさん薬品庫に入れてきたり、勝手に使いもしない機材をオーダーしたり、理由を聞くと「俺は外科とオペ室で帝王切開してたから、産科のことは知ってる」と言う始末。「ここは帝王切開もやらなければ、外科もねーよ！」という怒りを、心の中で六秒数えて飲み込みました。

頼んでもいない余計なものは持ってくるのに、オーダーされている薬はいつまでも来ない。「それは明日来る」と毎日のように、目も合わせずに言う有様。困り果てた私は上司に相談しました。すると、自分の過失を私に指摘されて悔しいのか、最終的にはスタッフルームに入ってきて「俺のことを評価するのはやめろ、それはお前の仕事じゃない」などと言い捨て、さらに有ること無いことを私の上司に言いつけたのです。

やるべきことをやってないと追い詰められた彼の焦りが、怒りとして爆発した日でした。上司を含めて話し合いをした結果、「メールでのやりとりで、対面のコミュニケーションは避けましょう」という、よくわからない対応策がとられました。

話し合いの最後に、「マリナから何か言いたいことは？」と聞かれ、「仕事中にポテトチップスを食べるのは健康に悪いですよ」と嫌味を言いたいところでしたが、「自分の仕事のみ、きちんとやってください。それだけです」に止《とど》めました。

その後すぐに、薬剤庫の管理が乱雑過ぎることが明るみに出て、薬剤師が追加で入ることになり、彼と話す必要はなくなり、数週間に及ぶ戦いには終止符が打たれました。

この国で女であることは不利であることを、たびたび感じずにはいられませんでした。そのため、病院に治療費のディスカウントをしに行く時も、必ず男性スタッフと行きます。女だけだと、約束したにもかかわらず会ってくれないことさえありました。

上下関係のないチームのいい雰囲気

そんなこんなで大変でしたが、最低限の機材と環境が整って、なんとか分娩施設をスタートすることができました。最初の頃は患者が来ることはなく、ほとんどの勤務時間を産科技術のトレーニングに費やしました。

トレーニングを進めていくにつれ、最新の医療を知っているレバノン人の助産師から「なぜ、小児科医がいないのか、保育器や呼吸器がないのか」という疑問が出てきました。途上国アフリカ向けにつくられたMSFのプロトコール（治療計画）では、それらを使わないからです。

ベイルートの大きな病院で働いていたら、日本と同様に助産師は正常分娩しか扱いません。ハイリスクに分類される逆子、双子の経膣《けいちつ》分娩（普通の分娩）、産後の会陰《えいん》縫合などやったことのない助産師が多いのです。そんな場合のために、常に小児科医がいて保育器や呼吸器があることは当たり前なのです。

保育器や呼吸器を、レバノン国内で購入することは可能です。「それなのに、なぜ使わないのか？」と痛いポイントをついてきます。幸い、オープン当初はあまり患者が来なかったため自由時間がたくさんありました。その時間にＭＳＦのビデオを一緒に見て、物がない場所でどのように活動しているのかを説明しました。

助産師でも、経験を積んでたくさんの技術が学べる場所なんですと説明し、ハイリスク分娩の練習や実地で、彼女らをほめてその気になってもらうことの繰り返しでした。それを毎日毎日、三カ月やり通しました。チーム最年長のベテラン助産師が、若い助産師を上手にリードしてくれたのもあってチームの雰囲気がよくなり、ゆっくりと受け入れてくれているように感じました。

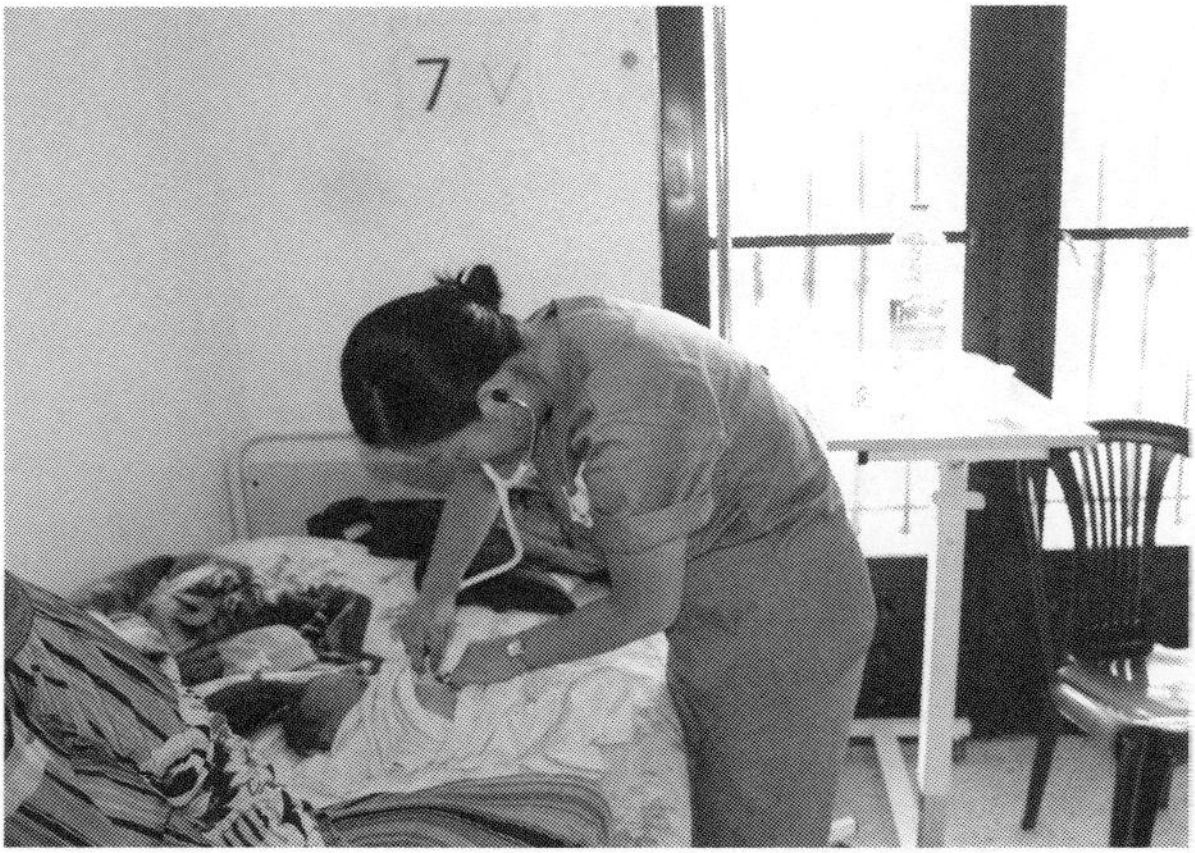
朝の新生児回診 ©MSF

日本では、新人は超緊張して先輩看護師の後ろについて、常にメモをとり、先輩からふってくる質問に答えられないと「すみません」を連呼し、大して動いてないのに汗だく、というような完全な師弟関係がよく見られますが、あれは本当に独特な環境だなと思いました。

海外のフィールドでは上下関係というのはなく、同じ助産師として一緒に働くのだから、経験者は新人が自信を持って働けるようにサポートするという関係性が多いです。ここも例外でなく、助産師と看護師を合わせて一二人程度の小さなチームでしたので、個人個人ときちんと関わりお互いを知ることによって、いい関係、いい雰囲気でスタートを切ることができました。

医療者の他に、掃除係の女性たちもチームの一員でした。私は助産師ですが、清掃方法を教えるのも私の仕事です。ただ石鹸《せっけん》で洗えばいいのではなく、消毒の順番やゴミの分別の仕方などもきちんと規則があります。二日間みっちりと掃除についてのトレーニングをした後はすっかり仲良くなりました。とてもよく働き面倒見もよく、夕食の残り物をお裾《すそ》分《わ》けしてくれた人もいました。

人を動かすのは、大変です

しかし、そんな仲良しチームに暗雲が立ち込める事件が起きます。プロジェクト全体の業務量と予算の見直し評価の際に、清掃員の業務時間を日中のみに短縮しなくてはいけなくなりました。開院当初、夜中には分娩がなかったので、夜間の清掃は看護師と助産師がすると私が提案したのです。

一部の助産師からは避難の嵐でした。マリアムも、私の決定に少し困惑していました。分娩後の掃除なんて一〇分あれば終わります。それだけのために一晩中清掃員を雇う必要はないと判断したのです。しかし、ここはレバノン、医療者は一般人よりも少し上の階級だと思っているのでしょう、「掃除は助産師の仕事ではありません」の一点張り。

どこの病院でも医療者が掃除をするところなどなく、「清掃員は汚物を処理する人」と一線を引いているようでした。プライドがありますから、一度ヘソを曲げると長引きます。ストライキでも起こすんじゃないかとヒヤヒヤしましたが、断固反対していた助産師の一人はその後すぐ結婚が決まるとともに、より良い給料を求めて退職していき、結果として私の案が通り解決しました。

リーダーとしては、メンバーのモチベーションを維持するために手を替え品を替え試行錯誤の連続です。「あの人には特別優しい」「私はこんなにやってるのに、連休が少ない」などという類のクレームは、前回のイラクの時にも経験済みです。

「人と過去は変えられない」は、日本で働き始めた時に私の師長さんがよく言っていた言葉です。人の価値観、意見はそれぞれ違い、簡単には変わりません。そんな人たちを動かすのは一筋縄ではいかないと実感しました。

土曜日の夜は、チームみんなで食べて飲んで遅くまで楽しむのが恒例でした。レバノンは、イスラム教徒とキリスト教徒が半分ずつくらいの人口です。どちらかといえばアラブ系で雰囲気はイスラム色が強いと感じましたが、お酒を飲むのは自由でした。ベカー高原はワインの産地であり、安く美味しいワインが近所で買えます。

家のバルコニーで飲みながら、音楽をかけて、リズムに乗って踊り始めます。私は、音楽がかかってきたら体が動き出すような、自然なかっこいい踊りというのは苦手です。でも、一人だけ踊らないのはいわゆるＫＹであるというのはわかっています。家での共同生活も、チームワークですから。

ビデオや写真を撮るふりをして、その場をしのぎます。みんな、それぞれが上手い下手関係なく楽しく踊っています。同じ系統の音楽をかけて、撮っておいた動画を見ながら、同じような動きをしているのに、私がやると何かが違うのです。

それから、時に部屋で鍵を閉めての自主練をやったのでした。

真面目な上司も金曜の夜は踊りまくり、笑いまくる！

一方仕事では、分娩件数が順調に増え、首都のコーディネーション（調整役）の上司も胸を張るような産科施設に成長していました。立派なスーパーバイザーのマリアムと、繰り返しのトレーニングで自信をつけたスタッフの努力の成果だと喜んでいました。

しかしそれもつかの間、現場コーディネーターのミリアムが、私の仕事の細かい部分にまで指示をしてくるようになりました。ベッドや家具の位置、勤務表、掃除の仕方、分娩記録の仕方までもです。ミリアムは非医療者であり、技術的なことは専門外です。技術やマネージメントの方法は、信頼して任せてもらえていると思っていました。

彼女はとても気が強く、チーム内でプロジェクトの方針や、やり方に関して他のスタッフとぶつかることも見ていました。そして、ついに私にもその矢が飛んできたのです。

「ベッドはここに置いて、その方が見栄えがいいから」

「なぜ、この部屋使わないの？　今からベッドを移動して、明日からはここで診察して」

この産科開設時から関わっている自分にも、プライドがあります。導線や効率を考慮して、スタッフとともに作りあげた配置です。それなのに、たった数回訪問しただけの彼女が変えようとするなんて、とうてい納得がいきません。彼女が出す細かい指示により、信頼関係は壊れました。

とうとう私は、週末の三日間完全な抗議の引きこもりをしました。アパートの一階に一人で住んでいたので、すべてに鍵をかけ、カーテンを閉め、電話も電源を落とし、誰とも話さないという、なんとも幼稚な方法をとったのです。途中何度もインターホンが鳴り、家に電話がかかってきましたが、もちろん無視しました。

引きこもりを遂行し、彼女とはしこりが残ったまま次の一週間を過ごしました。事務所内でも何か言いたげなミリアムから、私は逃げました。話さないけれど、相手をめちゃくちゃ意識しているというのは、精神的に疲れます。どちらが先に折れるかというような状況でした。そして次の週末が来ました。

土曜の夜は、いつものようにみんなで歌って踊る日です。その週には、ミリアムも参加していました。彼女は、お酒が入るとダンスのスイッチが入る人でした。MCハマーの"U can't Touch This"がかかると、誰も彼女を止められません。狂ったように踊り出し、そして、それがとっても上手なのです！　普段の彼女の姿とのギャップに、みんな大爆笑です!!

彼女のダンスを見てお腹が痛くなるほど笑って、嫌なことは忘れてしまいました。「お互いに疲れる一週間を過ごしたね」。その一言でこの対戦はドローとなり、月曜日が何事もなかったかのようにやってきました。

そんなこんなで、イラクに続き、泣いたり笑ったりのレバノンの派遣期間が二〇一六年九月に終わりました。一緒に仕事や生活をともにした仲間との別れはいつも寂しいものです。車が出発する時、チームで一番仲が良かったスイス人のブリジットは大泣きしていました。「また、世界のどこかで会おうね！」と言っては再会に希望を託します。

お別れの際にもらったみんなからのメッセージカードには、「太らないように気をつけるね」「太っても私のことは嫌わないで、ワッハッハー‼　あの日のマリナは最高だった！」引きこもっていた日は相当なインパクトで、みんなの心に深く刻まれたようです。「マリナはスイカだね」というコメントがあり、どういう意味か聞いたら、「外は固いけど、中身は繊細」ということのようです。なるほど、あの三日間は私をスイカにさせたのか……意外な発想に驚きました。

第4章

地中海難民ボートでの活動（二〇一六年一一月〜一七年二月）

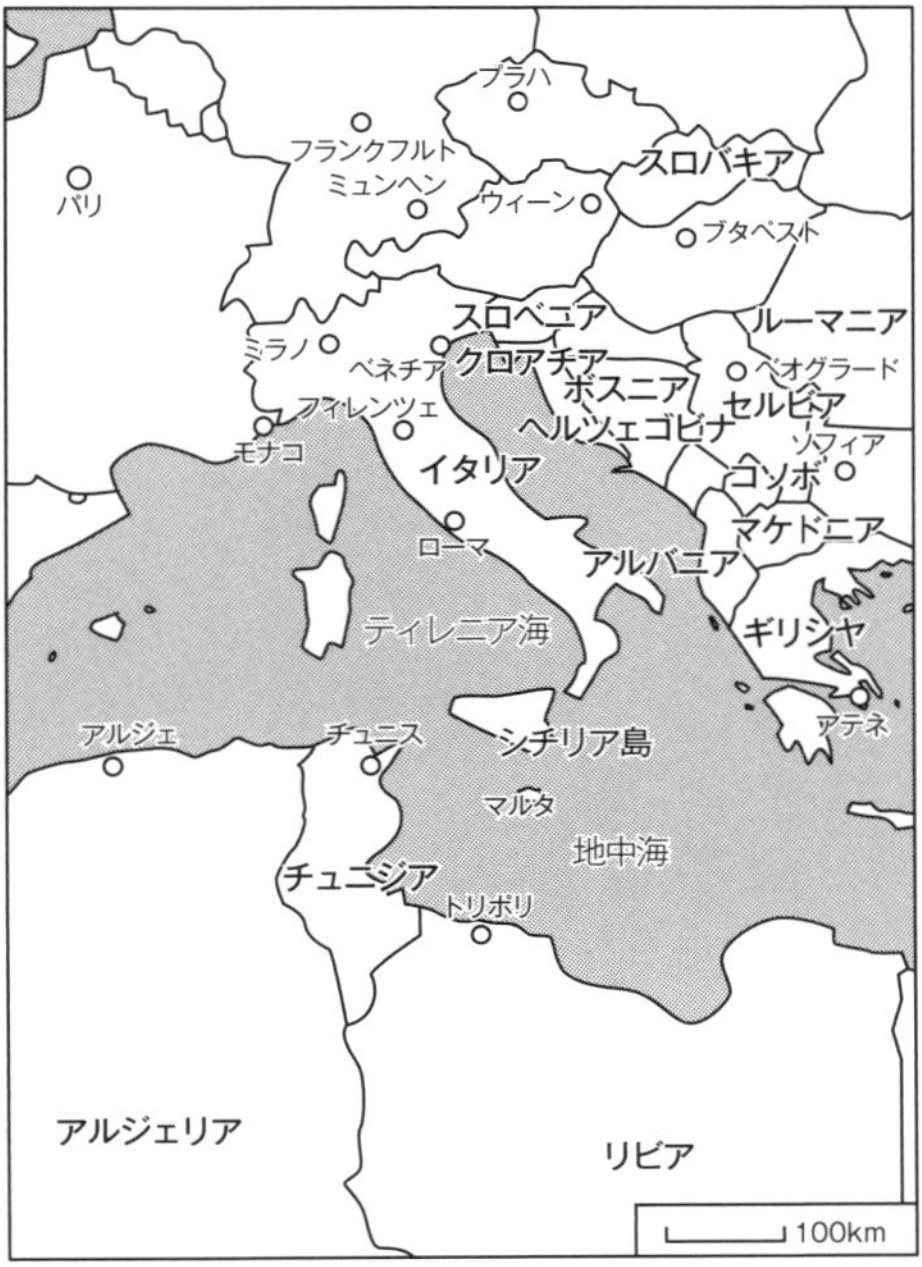

毎日何人の難民が海で亡くなっているか知っていますか？

二〇一六～一七年だけで八〇〇〇人近くの難民が、リビアからイタリアに向けて地中海を渡る途中に命を落としています（SOS Mediterranee france http://www.sosmediterranee.fr/medias/sosmedrapportactivites.pdf）。これはわかっているだけの人数で、実際にはもっと多くの人が亡くなっていると言われています。

大海を渡るには粗末過ぎるゴムボートや木製のボートに、救命胴衣もつけずにぎゅうぎゅうに人が乗っていて、すでにボートの一部が沈みながらなんとか浮かんでいることもあります。そんな船でイタリアまでたどり着くことは、とうていできません。

彼らが海を渡る理由は様々です。アフリカの多くの国では、自国での内戦や貧困から仕事がなく、自分や家族が生きていくためのお金を稼ぐ手段がありません。そこにつけこみ、「いい仕事がリビアにあってすぐに稼げる」という甘い言葉で誘惑し、借金をさせてリビアに渡らせ、実際には売春や強制労働をさせる人身売買が横行しています。

リビアは、二〇一一年にカダフィー政権が崩壊し内戦状態が続いていました。国としての機能を失い混迷状態のリビアは、欧州を目指す移民にとっての通過地点となってきました。サハラ砂漠を何日もかけて渡り、途中で熱中症や脱水で息絶えてしまう人もいます。リビアの国境まで行くのでさえ過酷な旅なのです。リビア国境付近まで着いても、そこは無法地帯で、しっかりとした国境警備など存在しません。

彼らがリビアに着いた後の生活は悲惨で、誰もが「地獄」と呼ぶほどの環境であることが証言からわかっています。より良い生活を夢見て密航業者に金銭を支払った多くの人が、リビアで人質として拘束されます。そして、その家族らはさらに身代金を要求され、払えなければ売り飛ばされるか、殺されます。

数万円で売り飛ばされた人質は、オーナーと言われる人に、鉄パイプで殴られたり、電気が通るワイヤーで体を縛られたり、男女問わずセックスを拒否すれば銃で脅される。そして奴隷のようにある程度の期間働くと、ボートでイタリアに行くチャンスがやってくるのです。

リビアからイタリアのシチリア島へは大型船でも二日はかかりますから、粗末なボートでイタリアに行けるわけはないのですが、彼らは四時間でイタリアに着くと教えられ

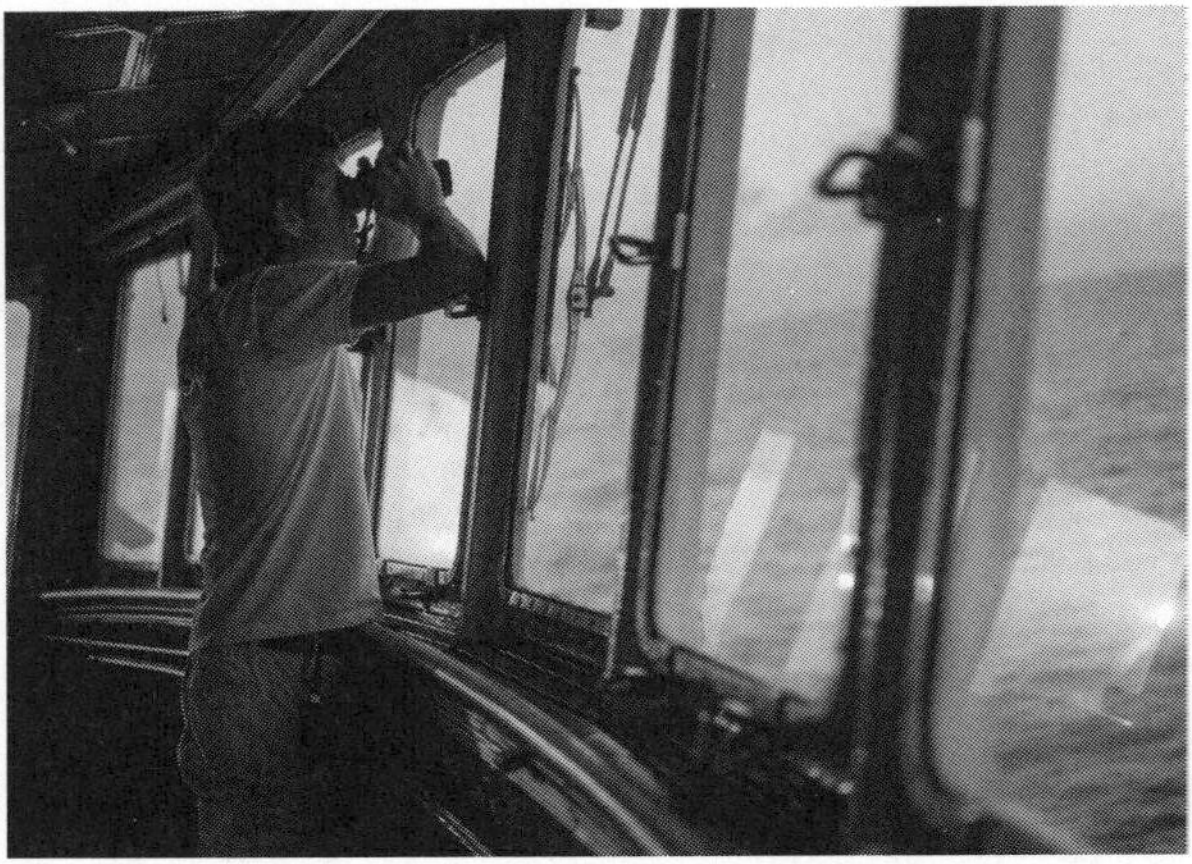

船の操縦席から双眼鏡で、ボートを見つける
©SOS Méditerranéenne

ます。それは嘘《うそ》で、その四時間というのは、私たちが待機している捜索救助ゾーンまでの時間なのです。運が良ければそこまでたどり着き、私たちのような救助船に助けられイタリアに送り届けられますが、リビアの海上警備隊に見つかってしまえば、また留置所に戻されてしまうのです。

彼らの多くは、決してイタリアを最初から目指しているわけではありません。リビアに仕事を求めてきた結果、仕事があるなんていうのは嘘っぱちで、地獄のような奴隷生活が始まります。そこから逃げるために働き、ある程度働くと船に乗るチャンスが与えられ、たどり着くのがイタリアなのです。

移民の奴隷化、人身売買の深刻化という人権問題には、警察までもが関与していると も言われ、ヨーロッパを中心とした国際社会も声明を発表するなどしていますが、なかなか好転していません。

二〇一六年一一月〜一七年二月まで、私は、リビアからシチリア島を目指してボートで向かう難民を救助する地中海捜索救助船「アクエリアス号」の助産師として働きました。最初は、船の上で助産師の仕事？ と想像もつかなかったのですが、終わってみると、人生で忘れることのできない三カ月になりました。

船の上の救助勤務

イタリアのシチリア島へ着いたその日から、仕事が始まりました。港に着くと、私が働くことになるアクエリアス号がちょうど捜索救助ゾーンから六四〇人の難民を乗せて帰って来たところでした。

私の目の前に現れたのは、大きな船の上にあふれんばかりの人、人、人。それは衝撃

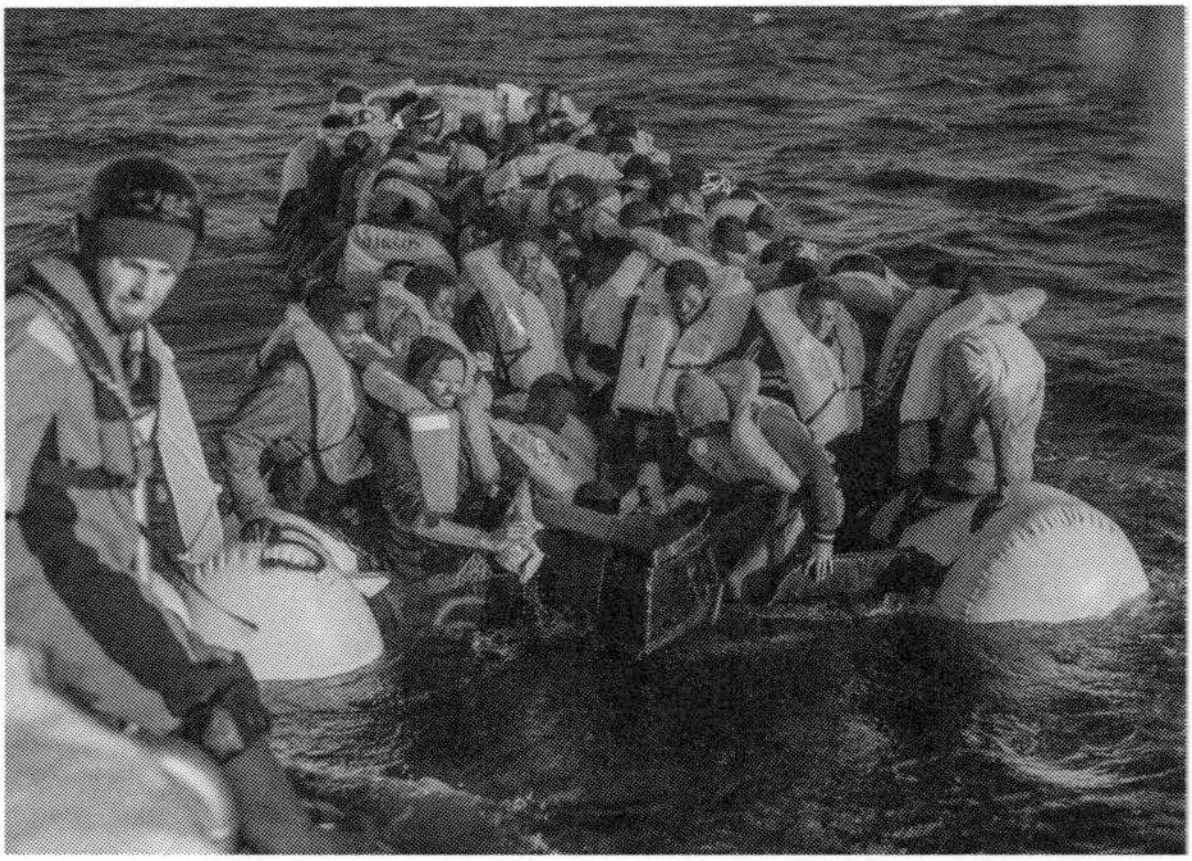

救助に着いた時には、すでに沈みかけていることも。1分1秒を争う ©SOS Méditerranéenne

的な光景でした。これだけの人数が海を渡ろうとし、毎週のようにシチリア島の港にやってくるのですから、イタリアは難民管理にパンク状態、ヨーロッパ全体の政治経済を巻き込む大問題であることは間違いありません。

難民を乗せた船が港に安全に止まることを確認すると、下船作業（Disembarkation）が始まります。私も、その作業に参加しました。これは難民たちを下船させて、イタリアの機関に引き渡す作業です。狭い船の上に何百人という人数がいますが、一人ずつしか下りられないので、押し合いにならないように常に監視、コ

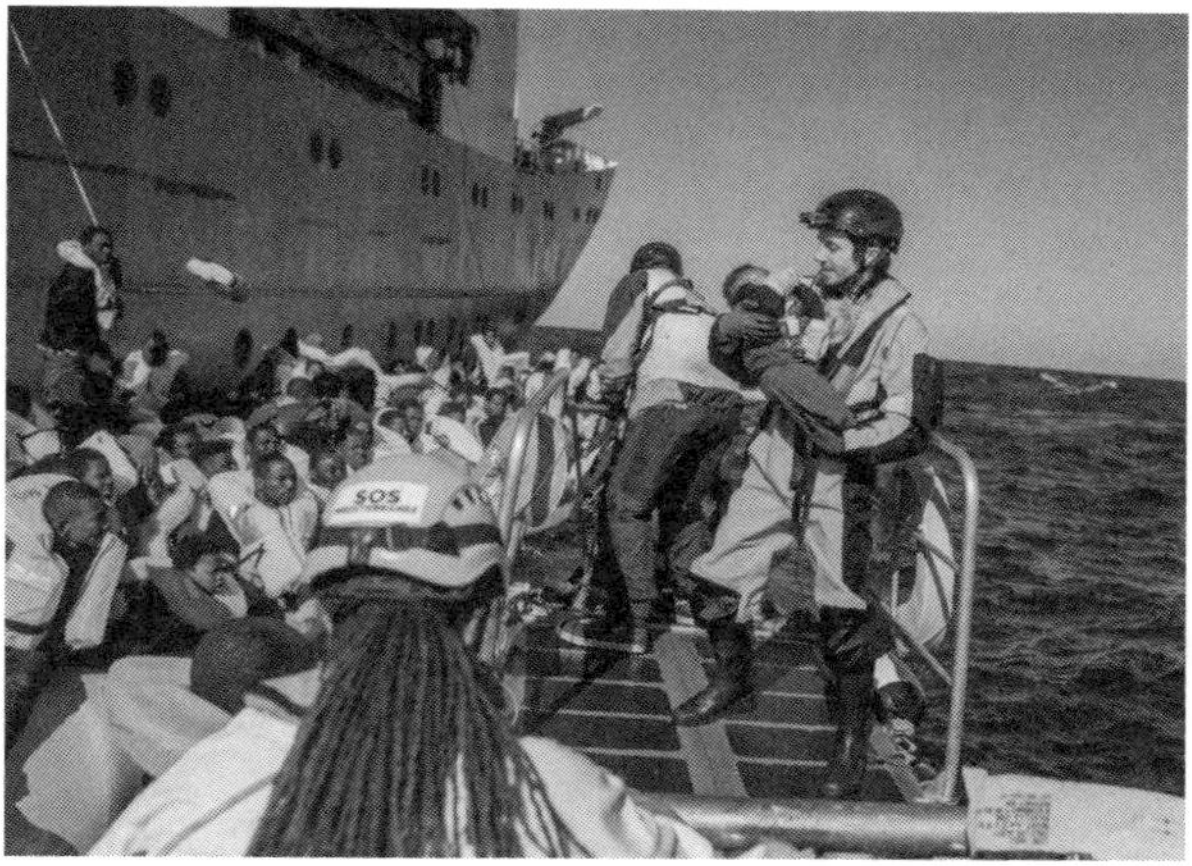

新生児から大人まで船にぎゅうぎゅう詰め
©SOS Méditerranéenne

ントロールが必要です。

ボートでの命がけの航海から救助され、二日も船で過ごしていた難民たちは、やっとイタリアに着いた希望と初めて見るヨーロッパの景色に心躍らせ、我先に下りたい一心です。

時に押し合いから本気のけんかになることもあるので、その監視とコントロールは重要な仕事です。ひたすら、ガードマンのように立って、時に押し返し、押さないように説明、説得、誘導、その繰り返しです。全員の下船に二日かかることもあります。

そして、その下船作業が終われば、船

の掃除が始まります。その間のゴミの量たるや、ヤバいの一言です。救助ゾーンからシチリア島の港までは約二日ですが、私たちスタッフ三〇人は待機を含めて最大一週間ほど海の上に滞在します。

それに加えて、六四〇人の難民の二日間のゴミの量です。ゴミ袋一〇〇袋では足りません。臭いし、ゲロなんだか、食べ残しなんだか……時にペットボトルに入ったおしっこやウンコまでも出てきたりして、その場で同僚と顔を見合わせてしまったこともありました。

救助の合間も大変な肉体労働

それが終われば、食料や救助キットの搬入です。これはほとんど人の手で行います。ヒューマン・チェーン（Human chain）と言って、列になって手から手へ。バケツリレーみたいな感じで楽しそうに見えたのですが、やってみるとこれがすんごい肉体労働なのです。

特に食料です。自分たちの食料も自分たちで搬入するのです。しかも、キッチンは船の中で一番下の地下にあります。果物や野菜、水は重くて、階段を上り下りして、トレーニング状態になります。「もう許して〜」というぐらい最後は辛《つら》く、もちろん次の日は筋肉痛です。

約一日がかりで次の航海への準備をして、当日か次の日にはまた救助ゾーンへ向かいます。捜索救助ゾーン（Search And Rescue Zone 通称 SARzone）までは二日かかるので、その間はみんなでCPR（心肺蘇生）のトレーニングをしたり、実際にボートを海に浮かべてシミュレーショントレーニングをしたりします。

船の上では、「国境なき医師団」だけでなく、救助を担当するSOSメディテラネ（Méditerranée）というフランスとドイツがメインで運営しているヨーロッパの市民団体と、船の運航と管理をするヘンペルシッピングという三つの団体が共同で働いていました。

船の上での自由時間は、私は船酔い防止のために、業務以外はひたすら寝ることを死守していましたが、みんなで映画を見たり、ゲームをしたり、闇《やみ》に消えるカップルがいたりと様々です。

私の最初の戦いは、「船酔い」でした。車酔いもしないし、全然平気だろうと余裕だったのもつかの間、出航二〇分でトイレへ直行。なんで私は船の仕事に来てしまったのだろう、今すぐこの船を止めて、神様……と思うぐらい辛くて、船上生活を甘く見ていた自分を反省しました。

その後同僚から、船酔い防止には、炭水化物を常に胃に入れておくといいというアドバイスをもらい（出港する前に聞きたかった）、その後は、しっかり食べていたらほとんど船酔いしませんでした。何より、船酔いを忘れるほどの仕事量があったのが一番の防止対策になりました。

レスキューの仕組み

救助ゾーンに着くと、難民が乗ったボートを待つのみです。救助ゾーン近くでは、MRCC（Maritime Rescue Coordination Centre）という地中海全体の救助を管轄しているローマのセンターが、遭難しているボートが見つかったという連絡を発信し、一番近くにいる救助船が全速力で捜索救助に向かいます。

アクエリアス号以外にも、イタリア軍の船とイタリア海上警備隊の船が常に海のどこかでスタンバイしていました。また、「ウォッチ＝Watch」と言って、一時間おきにスタッフが交替で船の操縦室から双眼鏡でチェックしていて、そこで見つかることもあります。

いざボートが見つかると、救助の準備が始まります。船の上では、それぞれのトランシーバーでお互い連絡を取り合い、また一斉連絡も入ります。

「木製のボートが見つかりました。到着予測時間はあと一時間です」と連絡があると、それぞれが準備をして船のデッキに向かいます。私の役割は、女性と子供を保護する船の中の大きな「シェルター」と呼ばれる部屋に子供服やオムツ、緊急時の医療品を用意することでした。

甲板では、救助された人々に配る服や食料の入ったレスキューキット、ライフジャケットなどを大きな袋に詰めて、小型の高速船に乗せる準備がされます。その間に、キャプテンやコーディネーターたちは、周りの船と連絡を取り合ったりしています。準備の中でも、この瞬間はチームの空気が一番張り詰める時です。

海の上では、遭難している船を見つけた時には、知らんぷりではなく、連絡、協力の義務があります。近くに、化学タンカーがいれば、救助中にライトを灯して協力してもらいます。いつなんどき何があるかわからない救助活動のバックアップをしたり、お互いが協力しあうなんて、全く知らない船の世界でした。

肩にかけてるトランシーバーでは、ボートにおよそ何人乗っていて、何時間ぐらいボートで浮いているのか、負傷者はいるか、ボートは沈みかけてないか……という連絡が飛び交います。

私が乗船したのは冬でしたが、アフリカの海とはいえ、雨が降れば寒く、低体温は常に予測されていました。難民たちは「そんな格好で！」という薄着でやってきます。屋根のないボートであれば、海水で濡《ぬ》れますから当然みなビショビショです。救助後に配るあったかい甘いお茶と湯たんぽは、必須《ひっす》でした。

また、ボートのエンジンから漏れたガソリンと混ざった塩水に長時間皮膚が触れていると、化学やけどをおこします。ガソリンのにおいがする人にはシャワーを浴びせる、その準備も欠かせませんでした。

小さなボートに何十人、船底で圧死する人、重症低体温で亡くなる人

初めて救助要請があった時のことは、今でも覚えています。ゴムボートに三〇〇人近い人が救命胴衣もつけずにぎゅうぎゅうすし詰め状態で、地中海に浮かんでいるのです。アクエリアス号から、小型高速船に乗るだけの救命胴衣を積み、SOSの救助隊二人、文化仲介通訳者（英語、アラビア語とフランス語が話せる人）、医療者一人、カメラマン一人が、どんな人たちがボートに乗っているのかをまず見に行きます。これをファーストアプローチと言い、武器は持っていないか、難民なのかそれとも海賊なのか確認します。

長い間ボートに乗っていると、とにかく助かりたいという気持ちから、小型船に向かって飛び込んできたり、船全体がパニックになったりすることもあります。一気に人が動けば、貧相なゴムボートはバランスを崩し、沈没の恐れがあります。まずはみんなを落ち着かせて、協力を仰ぎます。

「ここにいる人たちは全員救助をすること」、「協力が必要なので、指示に従ってほしいこと」、「この先は安全に船へ救助すること」などを説明します。文化仲介通訳者が、ア

ラビア語、フランス語、英語で説明します。

船に乗っている国籍は様々です。アフリカに限らず、中東、パキスタン、バングラデシュ、世界各国の人がリビアに飛行機や車で来て、そこから船でイタリアを目指してくるのです。

この初めてのレスキューでは、救命の甲斐《かい》もなく二人の女性が亡くなりました。二人とも低体温が死因でした。アクエリアス号にストレッチャーで運ばれてきた時に、一人はすでに心停止。船の上の医療者は、医師、看護師二人と助産師の計四人。その女性二人が運ばれてきた時に、他の三人の医療者は心停止の人にかかりきりで、私は、なんとか呼吸をしているもう一人を処置していました。

服をはさみで切って、点滴をとって、温めておいた点滴バッグをおいて、手を尽くしましたが、結果としては助かりませんでした。私が処置をしている間、一緒にボートに乗っていた仲間たちは「まだ死ぬのは早い、戻ってきて！」とずっと声をかけていましたが、力及ばず亡くなってしまいました。これが地中海で起きていることなのかと、現実を突き付けられました。

亡くなった遺体は、特殊なバッグに入れてイタリアへ運びます。水を吸った遺体はずっしり重く、四つ角をそれぞれ男の人四人が持って運んでも大変なくらいです。手に残ったあのバッグの重さと感触は、今でも忘れられません。ほとんどの人が身元不明であり、亡くなったと家族に伝えることすらできません。「みんな誰かにとって大切な人」というメッセージは、この地中海では通らないのです。

自分が日本に生まれたことが、いかに幸運で奇跡的なことか。どうして、世界はこんなにも違うんだろう、同じ地球で、同じ時を刻んでいるのに。たまたま生まれた国が違うだけなのに。私もあのボートの一人だったのかもしれない、と彼らに起こっていることが日に日に他人ごととは思えなくなっていました。

レスキューの後の難民のお世話

アクエリアス号は、救助を終えるとイタリアへ向かいます。船の上は、難民でぎゅうぎゅう詰めのカオス状態です。心身ともに過酷なレスキューが終わっても、それで終わりではないのです。イタリアに着くまでの二日間、彼らのお世話が待っています。

まずは、食事の用意。朝はパンと砂糖入りのお茶。パンをバスケットに入れて、お茶を作るだけ。用意から配給まで、二時間あれば終わります。問題は夜です。アドベンチャーフードという、乾いたお米に熱湯を入れて一〇分経ったら完成！　文明の神様、こんなに便利なものをありがとう。と言いたいところなのですが、これが簡単そうに見えて意外と大変。限られたスタッフで、何百という数を用意しなくてはいけません。

一つずつパッケージを開けて、カシャカシャ振って中のシリカゲルを取り出す係→熱湯を入れる係→混ぜる係と流れ作業です。熱湯を地下からタンクで運ぶ人、匂いにつられて「ご飯はまだか」と押し寄せる人を整列させる人も必要でした。船が揺れる中で準備しますから、熱湯でのちょっとしたやけどはしょっちゅうでした。

それでも、みんなで音楽を聴きながらワイワイ用意をするのは楽しかったです。ボブ・マーリーや有名どころの洋楽を聞いて、みんなでリズムに乗りながら歌って踊って、レスキューの疲れも忘れるほどでした。

ある日、いつものようにご飯の配布をしていました。そのすぐ近くには四つの簡易トイレを置いていています。いわゆるボットン便所で、四つのトイレはすべてパイプで繋《つな》がっていて、ある程度たまるとパイプを開けて、中身を海に流すという作業をします。

このパイプがたびたび、調子が悪くなるのです。パイプを接続する部品がイタリアだとなかなか合うのが見つからないなど、理由は様々でしたが、何しろロジスティシャンは、自分の部屋にいるよりトイレにいる時間の方が長いんじゃないの？　というくらいで、常に話題のネタでした。そしてある日、トイレのパイプが大事件を起こしたのです……。

トイレのパイプが爆発！　あたり一面のウンコの海

それは夕方まだ明るい時間でしたが、夕食を配っていました。私は、デッキを巡視中でした。

ご飯を配る時間に、私たち医療者は難民全員の体調チェックをします。ご飯なのにもかかわらず、起き上がらずに並ばない人＝「本当に具合が悪い人」を探す時間です。体が痛い、頭が痛い、力が出ないなど、なんだかんだ不定愁訴を訴えていても、ご飯を食べられるのはまだ元気ということです。

毛布にくるまって寝ている人も、息をしているか確認します。「みんな〜、ご飯よ、起きて〜」と声をかけていました。するとトランシーバーから、突然「爆発、爆発」と焦った声です。「これは、ヤバい！　船のエンジンが爆発したのか⁉」緊急事態を想定しました。でもそんな爆発音は聞こえなかったし、とりあえず指示を待とうとすぐ冷静になり、ふと一階の甲板を見ると、そこには衝撃的な光景が！

レスキュー隊、ＳＯＳのリーダー、ヨハンがトイレの太いパイプを抱えて、そこからウンコがボトボト落ちているではないですか。そう、トイレのパイプが爆発！　想定外のことが起きたのです。しかも食事の時間。もちろん周りはウンコだらけ。現場は一〇〇人ほどの難民とウンコでパニック状態。事態を察して、みんなが近くに集まります。「ばかやろー、ははははは早く！　早く！　そのパイプをつなぎやがれー」とみんな言うものの、決して誰も近づかない。ウンコがこぼれ出てくるパイプを持って呆然《ぼうぜん》とするヨハン。「どーやってやんだよーーーー！」流れ続けるウンコ。ＳＯＳのチームは航海士などの海の男たちで、普段は力仕事はお任せを！　ですが、それでもウンコを目の前にしては、何もできず。

「押すな押すな〜」難民たちは、流れてくるウンコに、イッツァパニック！　食事の配給は一旦《いったん》中止。ホースから大量の水と漂白剤で、シャーーーー！　船にあるすべての漂白剤を使い果たし、無事、ウンコは船の外の海へ流れていきました。

後になってはめでたしめでたしで、みんなで思い出してはお腹を抱えて笑いました。ヨハンは裏方仕事も進んでする真面目なリーダーでしたが、その半面ひょうきんな性格でした。あれは、彼に笑いの神が宿った瞬間でした。誰もが二度見するような超美男子のスタッフには宿らないですよ、きっと。

海の上の共同生活

海の上では、みんな生活をともにします。私がいるシェルターの中では、女性たちが思い思いに二日間を過ごします。配布されたレスキューセットのジャージを着ていますのでみんな同じ格好で同じ人に見えます。もちろん名前なんて覚えているはずもないのですが、私はずっとシェルターにいますので、結構覚えている方でした。

男の人は、ブラザーとかムッシューとか呼んで、女の人はシスターとかマダムとか呼び合います。二日間とは思えないほど関係が近くなり、動く小さな家の大家族のようでした。夜は雑魚寝《ざこね》で足の踏み場がなくなるほどです。お風呂《ふろ》に長いこと入ってない人たちばっかりで、なんとも言えない臭いがします。

寝るスペースの取り合いでけんかになることもあります。ナイジェリア人は特にストレートで、「あんた足臭いのよ‼」と言い合いになったりすることもしばしばでした。シェルター内のけんかの仲裁も私の仕事でした。「はいはい、シスターたち、みんな寝てるから静かにして！　あなたは靴下脱いで、ここに寝なさい」という具合です。

男の人たちは、外の甲板で寝ます。とんでもないところと思われるかもしれませんが、七七メートルの長さの船に数百人以上乗っていますから、こうなるのは仕方ありません。二日間だけの辛抱です。毛布にくるまり、体がすっぽりと入る大きいビニール袋の中で、雨をしのいだりします。

私も同じ環境で一度試しに外で寝てみましたが、快適とは言い難いのが本音です。でも、あの粗末なボートで過ごすよりかなりましですし、命には替えられないですよね。

それでも、人間はいい思いをしたいとウソもつきます。具合の悪いふりをして、シェルターに潜り込もうとしてくる男の人たち、「お金を出すからプライベートキャビンを用意しろ」、「Wi-Fiのパスワードを教えろ」と言ってくるシリア人もいました。「もっと美味しいご飯はないのか」、「早くイタリアに着けないのか」と詰め寄ってくる人もいました。

こんな状況にある人たちに、できれば何でもしてあげたいと思いました。でも、一人に特例を許せば、ルールが崩れます。動く小さな家の大家族なのだから、ルールは守らせなくてはいけないし、できないことははっきりとできないと伝えなくてはいけません。本当に心苦しかったです。

同じ質問を五分おきに聞かれ、さらにはゲロ掃除に排泄物《はいせつぶつ》の処理で、時にいらだった口調になる私を見て、代わりに優しく説得する役割を買って出てくれるのはいつもSOSのスタッフでした。

その中でも、ニコというイタリア人のスタッフは格段にプロフェッショナルでした。救助の準備はいつも最初に来て、そして必ず最後まで掃除をして、文句を言っているのを見たことがありません。その裏で掃除の時間になると雲隠れしたり、口は立つけど行動しない人ももちろんいました。

それはだいたい決まって同じ人でしたが、そんな人にもクールに指導し、チームの中でも慕われていました。ニコに限らず、SOSチームの人たちの働きにはいつも頭が下がりました。そのモチベーションに脱帽し、いつの間にか彼らと働くことに魅了されていました。

船の上のお産

二〇一六年一二月一〇日、この日は忘れられない日になりました。こぢんまりとした船が夕方に見つかり、救助へ向かうことになりました。特に困難というわけではなかったですが、一〇〇人くらいのアフリカ系難民の救助をしました。

その中に女性は一〇人くらいでした。ほとんどの人がコートジボワール出身でした。私の片言のフランス語で、「ゴミはこっち～」「イタリアまでは二日」「あなたガソリンのにおい、あっちシャワー」「こっちに来て」などと説明していたら、一人だけお腹の大きい明らかに臨月であろう妊婦が、どうしていいかわからないという顔で座っていました。

その女性は、ナイジェリアの出身でした。ナイジェリアの公用語は英語です。状況を英語で説明して着替えさせていると、近くにいたコートジボワール人の女性が彼女の着替えを自主的に手伝ってくれていました。赤の他人同士、言葉も通じないのに、こういう助け合いの精神に接すると心が温まります。

「それにしても、大きいお腹。絶対予定日近いなあ、または過ぎてるか、二人入っているか……」

という勘が走りました。でも、船でできることは限られています。これまでの救助でも何人もの妊婦さんを無事にイタリアまで届けています。とにかく、元気そうだし、落ち着いたら妊婦健診をしようと思っていました。

食事を含む一連の業務を終えて、彼女の元へ向かいました。赤ちゃんの心音は良好、母体の状態も問題ありませんでしたので安心して、シェルターの電気を消して一〇人の女性たちは就寝へ、そして、自分も寝ることにしました。

しかし、自分のベッドに戻ってから「もしかしたら、生まれる？」という思いが一瞬よぎりました。お尻《しり》への振動は陣痛を促進します。朝の四時には、船内の巡視の当番があるので起きなくてはいけません。とりあえず仮眠と思い、床に就きました。まさか、明け方の巡視中に彼女の陣痛が来るとは思うはずもなく。

まさかの明け方の陣痛

その日巡視当番だった私は、早朝四時に前任者からの申し送りを受けました。シェルターの女性たちは特に異常はなかったということでした。明け方の巡視は、朝日が見られるので嫌いじゃありません。まずはトイレ掃除、タンクの水の確認、やっと朝日が昇ってきそうだと思った時、あのナイジェリア人の妊婦がお腹を痛そうにしてトイレから出てくるではないですか……。

「うそ。陣痛?」トイレの行き帰りは、さっきのコートジボワール人の女性が付き添って手伝ってあげていました。

「痛いの?」

「うん」

「いつから?」

「ついさっき」

内診をしたら子宮口は三センチ、一時間後に診察すると五センチでした。陣痛が来て痛そうにしています。

「これは生まれる」彼女にとって、お産は二回目です。

寝る前に脳裏をよぎった、「もしかして船の上で出産」というのが現実になる——でも冷静でいなくてはいけない。自然に、船のクリニックで分娩《ぶんべん》の準備をしていました。するると朝五時頃雨が降り始めて、遭難ボートが三槽見つかりました。

土砂降りの雨の中、ノンストップの救助活動が始まりました。みんなヘトヘトになりながら、計六八七人が船の上に救助されました。シェルターはみるみるうちに女性と子供でぎゅうぎゅうになり、足の踏み場がないくらいになりました。

そんな中、ナイジェリア妊婦のお産は予想に反して進みませんでした。明らかに微弱陣痛でした。それもそのはずです。自国でもリビアでも大した栄養もとってないであろう、脱水もあるだろうし、命がけでボートで海を渡ってきて心身の疲れも取れていない状況で、しっかりしたいい陣痛が来ないのは当たり前です。でも、陣痛促進剤を海の上で使うにはリスクがあると思いました。

そこで、救急ヘリ搬送ができるか上司に相談しました。

ボス「んー、ヘリが船の上空に着くまでに最速で五時間かな～」

「ガーン」それでは遅過ぎる。このままにしていても進まないので、私は陣痛促進剤を使うことを選びました。

進まない分娩に焦りまくる

雨で波が荒れている日でした。船に揺られて、点滴の袋もゆらゆら揺れます。点滴の薬が体に入っていくスピードも、速くなったり遅くなったりして一定にならないのですが、とりあえずゆっくり始めました。

それでも陣痛が強くなることはなく、分娩が思うように進まず、私はだんだん焦ってきていました。陣痛促進にはエネルギー摂取と思い、産婦にご飯を勧めてみましたが全然食べません。彼女が食べたいと言ったお米を準備しても、見向きもしません。

「ライスなら食べるって言ったのに……」焦りを隠せず、だんだんイライラしてきた私は、「ねえ、食べてよ、そうじゃなきゃ生まれないよ」とやや強い口調で言いました。彼女は「食べたくない！　無理！」と、お互いにひかず、険悪な雰囲気になっていきます。

シェルターに残した他の女性や子供もいます。しばらく、自分を落ち着かせようと、シェルターに戻って他の仕事をしましたが、やっぱり気になってすぐに彼女の元に戻ってしまいました。するといつの間にか破水していて、羊水に胎便《たいべん》が混ざっていました。赤ちゃんの胎内でのストレスのサインの一つです。

「あー、だから薬で陣痛促進したくなかったんだ〜〜」と少し後悔しましたが、でも、もう後には引き返せない、「なんとかなる」と自分に言い聞かせながらも「何とかしてください」と、誰かにすがりたい気持ちでいっぱいでした。

「水くらい飲まないと、ヘリで搬送されて自国に帰らなくてはいけなくなるんだよ」

「そんなこと言うなら、私をナイジェリアに返してよ‼」

無事に生まれてほしい気持ちが空回りをして、強い口調になります。そんなやりとりを繰り返して数時間。もはや内診なんてさせてくれないほど彼女はいらだっています。

分娩台などないので、床に薄いヨガマットを敷いて寝ている彼女を見て、次々に進行状況はどうだと聞いてくる同僚たち。心の中では「うるさい！　同じ質問ばっかりするな！」と正直思っていましたが、首をかしげてため息とともに無言で答えていました。

あきらめから、奇跡の出産へ

険悪なムードになって数時間が経過しました。もう、陸に搬送しようか。薬で促進しても陣痛が進んでこない。しかも、胎児の心音もたまに低下するようになってきました。自分自身の焦りが限界に近づいていました。船の上であるというリスクを考え、もう一回上司に相談しました。

上司には「とりあえず搬送の連絡をしてみようか」と言ってもらえました。私は「今から五時間か、もう赤ちゃん助からないかも……」と最悪の状況も頭をよぎり「ここから逃げ出したい」と思いました。

足取り重く妊婦がいる部屋へ戻り、「ヘリ搬送するかも」と同僚たちに伝えました。みんな残念そうな顔をしました。自らの力不足を痛感しながらも、妊婦に説明しなければいけない。緊急搬送の場合は、マルタ島の病院に行くことがほとんどです。適切な治療は受けられますが、治療がすめば自国に返されてしまいます。

命が優先なのはわかっていますが、彼女にすれば自国に返されるということがベストなのか……。「なんて説明しよう……逃げたい」――そんな気持ちばかりがわいてきます。

しかし、部屋に戻ると、そこには奇跡的な状況が広がっていました。妊婦が思いっきりいきんでる！

「え？　さっきのはなんだったの？」と思うほど、かなり本格的にいきんでいます。内診すると赤ちゃんの頭はすぐそこ。というより、そこに見えてる！　急いで、トランシーバーで上司に連絡。

「赤ちゃんの頭見えるので、連絡しなくていーいーでーすぅーーーーーー‼」

その二〇秒後……

元気な産声が船内のクリニックに響きました。三・一八kgの元気な男の子が生まれたのです。

「あ〜〜〜〜〜、よかった〜」

この時ばかりは、お産の神様というものを信じました。私の助産師人生で、こんなにホッとしたことは後にも先にもないくらいの安堵《あんど》感《かん》でした。クリニックの外にいたスタッフも歓声をあげて喜んでいて、中には泣いてる人もいました。幸い、産後の出血も多くなく、とても安産でした。

新生児を抱く母親の顔を見てください

いつもあんまり関わることのない私以外の医療者三人が、「手伝うことある?」「何かすることある?」と盛んに聞いてきました。あまのじゃくな私は、「こういう時だけしゃしゃり出てきて、いつもはゲロ掃除だって絶対に手伝ってくれないくせに……」と脳内で思いました。「あとは一人でできるから大丈夫。ありがとう」と、一人で片付けを始めました。

羊水と血液といろんなものが混ざった液体が、床にこぼれていました。この船のシェルターで数週間、助産師の仕事をしていたら、いつの間にか汚物処理のエキスパートになっていました。片付けをしていても船は揺れます。お産が無事に終わった安堵感で張り詰めていた気持ちが緩んで、汚物のにおいと揺れで少し気分が悪くなったのですが、

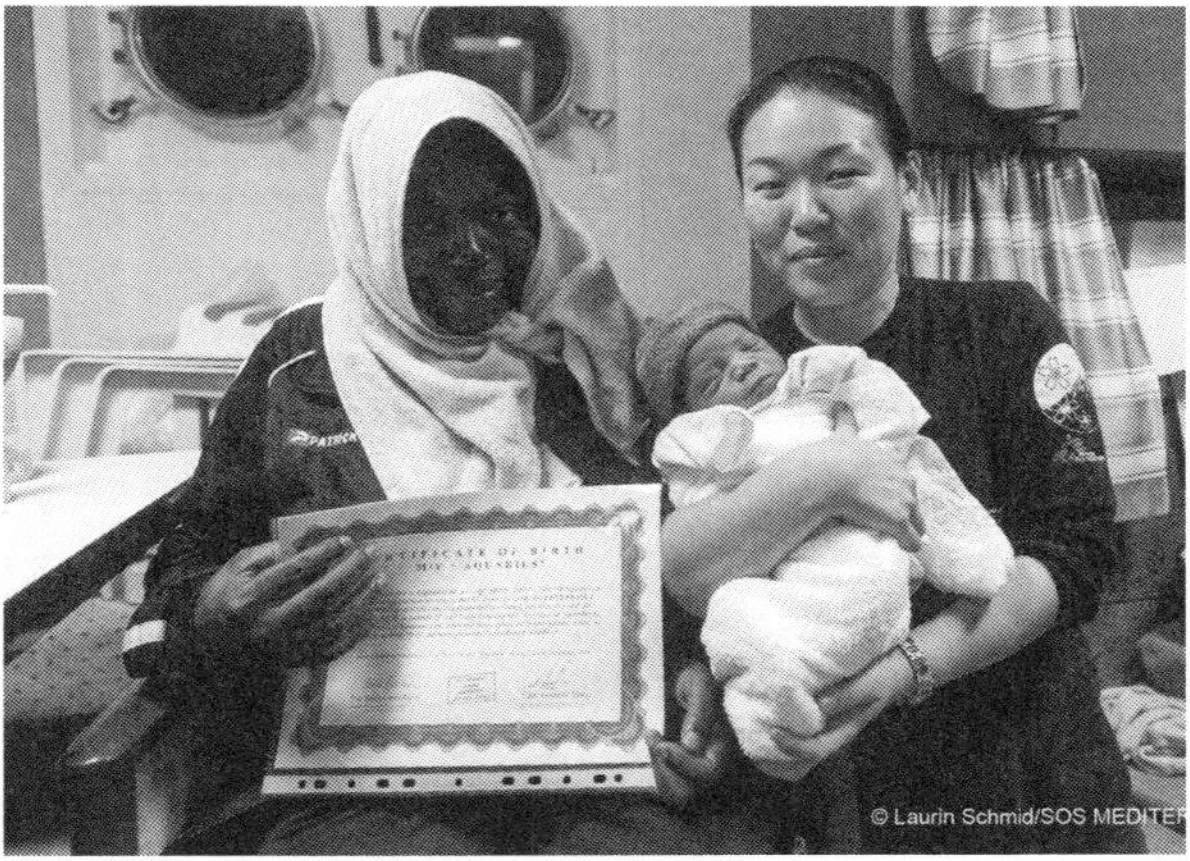

船の上で出産した母子と、出生証明書とともに
©SOS Méditerranée

そこは気合いで乗り切ります。

私が掃除している間に授乳をしている母子を見て、「なんて世の中なんだろう。こんなところで出産しなければいけない人がいるなんて」と強く思いました。

分娩が一段落してクリニックの外に出ると、広報の二人が船で誕生した母子の撮影の瞬間を今か今かと待っていました。二人を招き入れて、生まれたての母子の姿をカメラに収めてもらいました。

生まれたてホヤホヤの新生児を抱いている母親は、本当にいい顔をしています。新生児を抱いている時にしか出ない、何とも言えない柔らかい表情が最高なのです。私は、この船上の出産について、多くの人に知ってもらいたいと思いました。臨月のお腹を抱えて、命からがら地中海を渡り、船の上で出産をしなくてはいけない女性がいることを。

船には広報担当のスタッフが乗っていて、そのほかにヨーロッパ各国の新聞社やTVクルーが毎週のように入れ替わりで取材をしに乗ってきていました。それほど、地中海難民問題はヨーロッパメディアからの注目度が高いのです。

医療者の大事な「証言活動」

医療を提供する側には「証言活動」と言って、声を上げられない人の代わりに、その現状を世間に訴える仕事があります。私たちの仕事の一部として、とても重要だと自分自身も思っています。

「海外に行って援助してきました、はい終わり」ではなく、実際に被害にあっている人たちはどんな目にあって、今どんな生活をしていて、どんなふうに感じていて、どうなりたいのかなど、個人から聞いた話を「証言」として世間に発信していくことで世の中の関心を高めるのです。時には、政府に訴えることもあります。

日本でも「アドボカシー」といって、自己の権利を表明することが困難な寝たきりの高齢者や痴呆症《ちほうしょう》の高齢者、障害者の代わりに代理人が権利を証明する活動は近年盛んに行われています。

救助船では、毎日どこの船で何人救助されたかや死亡者の数も情報が入ります。二〇一六〜一七年の二年間で約八〇〇〇〜一〇〇〇〇人が海で命を落としていると言われています。この誤差二〇〇〇人の人生に注意を向けたことがあったでしょうか？　その一人一人に確実に人生は存在します。人間一人の命の重さと人生の価値が、人類みな平等ではないことに直面しているのです。

ただ、だからと言って彼らの体験をあれこれ聞きだし、それを公表していいことをしたと思うのは自己満足になってしまう恐れはあります。涙ながらに自分の過去を語る女性に、「辛かったらもう話さなくていい」と言ったことが何度もありました。中には、全く思い出せない人もいました。人というのは、あまりに悲しいこと辛いことは忘れるというより、思い出せないように組み込まれていると聞いたことがあります。

イタリアには、離れ離れになった家族を見つけてくれる組織（Family reunification）があります。少しでもテレビに映れば、もしかしたら家族がどこかで見ているかもしれない、そんな希望もあります。

中には、「自分の話をフェイスブックに載せて！　みんなに伝えてほしい」と言ってきた女性もいました。彼女は一八歳、一人で海を渡ってきています。私が一八歳の時には朝起きて夜になったら寝る毎日で、将来のことなんて考えてもいなかった。もちろん親元で暮らしていました。

一八歳の女性が自分自身の経験を外に発信して、現状を知ってもらいたいと思っているなんて。彼女の想いに応えたいと思いました。彼らの経験は貴重な情報であり、世界で共有すべきなのです。話すことを承諾してくれた人たちを、ＭＳＦの広報の人につなげていきました。

船の上で生まれた赤ちゃんは大人気

お産後の母親は、分娩直後の授乳を終えるとゴーゴーといびきをかいて熟睡していました。船に乗ってリビアを出発してから今まで寝ていないのだから、疲れていたでしょう。赤ちゃんは、母の腕を離れゴロンと寝ています。私は、船がイタリアの港に着く前にまとめなければならない書類に追われていました。船が揺れると赤ちゃんが転がって危ないと思い、片手に赤ちゃんを抱き書類の作成をしていました。

すると〝船の上で生まれた赤ちゃん〟に興味深々のレスキュー隊が、次々に赤ちゃんを見にきます。新生児は、自然にみんなを笑顔にさせます。みんなが彼の誕生を、とても喜んでいました。いつもは強面《こわもて》で気難しい船のキャプテンでさえも、満面の笑みです。

SOSの広報のマチルダという女性が、朝食のパンを配給する時に使うプラスチックの箱を持ってきてくれました。そこに赤ちゃんを入れて仕事をすれば？　ということです。「ナイスアイディア！　ありがとう」と言って仕事を続けていましたが、きっと私の顔が相当疲れていたのでしょう、「大丈夫？」と声をかけてくれました。

たった二週間でたまった愚痴

彼女はフランス人ですが、長いことイタリアでジャーナリストとして仕事をしていて、私よりも二カ月早くこの船で仕事をしていました。私は船で働きだしてまだ二週間くらいでしたが、知らないうちに小さい不満が積もっていたのでしょう、彼女にここ最近の愚痴を吐き出しました。

助産師という立場の私は、他の医師一人と看護師二人とは独立して働いている感じでした。クリニック内で何かを決める時にも、医療者としてカウントされてない雰囲気で、「マリナは、シェルターの人たちだけ見ててくれればいいから」と、距離を置かれているように感じていました。

シェルターでは、救助した難民が船酔いでそこらじゅうにゲロを吐くのを片付け、子供のオムツ交換や、止むことのない「お腹すいた」「頭が痛い」などの訴えに五分おきに対応しなくてはいけません。同じ質問に答え続けるのは、はっきり言って面倒くさいし、疲れる仕事です。だから、そのつまらない業務を押し付けられている気がしていました。

なのに赤ちゃんが生まれるという一大イベントの時だけちやほやして、「何か手伝う?」と聞かれても、「こんな時だけ!」と正直腹が立っていました。どんなに嫌な仕事でも黙々とやるという日本人特有のがまん強さが自分にはあると思っていましたが、二週間もすると、閉ざされた船の上での生活に対するストレスはたまるものだと実感しました。

それ以来、マチルダとは、お互いの部屋を行ったり来たりして、日々の愚痴を言い合ったり、「あの二人カップルなんだよ」「えーーー‼ あの人、奥さんいるじゃん！」「航海士って各港に女がいるっていうでしょ」など、仕事と全く関係のない話を時には深夜までしたりしました。

どの国に行っても、気のおけない友だちができるのは楽しいものです。

深刻なレイプの実態

「国境なき医師団」では、女性が希望している場合、助産師が中絶処置をすることがあります。望まない妊娠から母体を守り、死亡率を減らすためです。賛否両論あるところですが、発展途上国では女性の命を救うために必要なのだ、という現実を見てきていますので、自然に受け入れています。

ＭＳＦで面接を受ける時には、「私は中絶のために業務を遂行します」という同意書にサインをすることが義務付けられています。海外スタッフは、医療者ではなくても全職種でしていることです。宗教や個人的価値観において人工妊娠中絶に反対だから、中絶の薬は輸入しない！　病院に連れていく車のアレンジをしない！　という事態が現場で起こらないように、そのようにしているのです。

もちろん家族計画や、望まない妊娠の予防のための教育の方がよっぽど大事ではあるのですが、病院やクリニックがない場所に住んでいれば、家族計画にアクセスすることができませんし、途上国の女性は、夫婦間であってもセックスに対する拒否権がないことが普通です。

それほど女性の立場は低く、その解決には大変な時間と労力がかかります。文化や風習は一瞬にしては変えられないのが実情で、圧倒的貧困の中で理想は成り立ちません。

途上国では、妊娠するたびに母体死亡のリスクは高まります。私が見た最高記録は、二一回妊娠して、一六人目の子供を産みにきていた人です。その人は無事に出産しましたが、雑な帝王切開や、危険な促進剤の使い方から子宮破裂したケースも多く見てきました。病院に行けないという理由で、薬局で薬を買い、自宅で危険な自己中絶をする人もかなり多く見られます。

船の上での妊婦健診

船の上で、レイプから妊娠した女性を何人見たのか数え切れません……。リビアでは、そうするしか生き残る術がないのです。そして、最後には船に乗せられ危険な航海へと送られるのです。

船に助産師は私一人だけでした。救助ゾーンからイタリアまでは二日ありますが、例えば二〇〇人の女性がいたら、私だけで全員をカウンセリングすることはできません。五〇人だとしても無理です。だから、必然的に妊婦を優先してみることになります。そのほかにも被害を受けている人もいますが、あとはイタリア到着までの時間との戦い、そして二日間でどれだけ心を開いてくれるかというところです。

船に救助されてくると、人数確認のために簡単な登録をします。年齢、性別、国籍、妊娠の可能性。その後はシェルターでまずは休んでもらい、状況が落ち着いてから診察を始めます。

「妊婦さんは私のとこに来てー！　赤ちゃんチェックするよー！」と言うと、妊婦がゾロゾロとやって来ます。簡単に健診をして、診察を受けた目印として腕に青いバンドをつけます。イタリアに着くと、そのバンドをつけたのが妊婦健診を受けたという目印となって、それらの女性は全員病院に送られます。

私は下船時に、船で診察した簡単な妊婦健診の結果をイタリアの病院に提出する、というのが一連の流れでした。救助された女性の一〜二割ぐらいが妊娠をしていました。妊婦健診で、「旦那さんは？」と聞くと、一緒に船に救助されたという人もいますが、だいたいは「いない」と言います。祖国にいる、またはすでにイタリアに渡っているという人もいますが、よくよく聞くと「レイプされた」「売春していた」と教えてくれるのです。

船で出会った妊婦の半分以上は、売春やレイプからの妊娠でした。その場合には、レポートの一番上に、保護ケースとして扱ってほしいという印で〝protezione〟（イタリア語でプロテクションという意味）と赤字で大きく書きます。皮肉にも、イタリア語で「ありがとう（grazie）」の次に覚えたのがこの単語でした。

アフリカ女性の抱える闇

船の上でできることは、性感染症の薬を与え注射を打つこと、あとは中絶希望の証明書を渡すことぐらいです。ほとんどのレイプ妊娠は中絶希望で、私が助産師として「この人は中絶を希望しています」という同意書にサインをします。そして、それをイタリアの施設に一週間以内に持っていくと、中絶できるという仕組みでした。

さすがに妊娠八〜九カ月の人には、できないと言うしかなかったです。その場合は、生まれた子供を里子に出すなどの制度があるそうです。

現在、イタリアでは、こうして船で流れついた移民たちを保護する体制はまだまだ整ってないというよりも、数が多すぎて追いついていません。

あふれるほどの難民を歓迎する雰囲気はなく、どこの港で彼らを下船させるか交渉が難航することもよくありました。彼らを下船させる港は常に同じ場所ではなく、港によって方法や対応もまちまち。診察した人たちがちゃんとしたカウンセリングが受けられること、中絶手術を受けられること、何よりも心理カウンセリングを受けられることをただ祈るしかありません。「あの人はどうなったのだろうか」と、船を下りた今でもたまに思い出すことがあります。

リビアだけでなく、アフリカ諸国でのレイプや売春は日常的なことで、女性たちは体を売ることでしか生き延びることができないのです。拒否をすれば、暴力を振るわれたり、銃で脅されたり、ひどい時には拒否したが故にその場で銃で撃たれた人がいて、それを目の前で見てトラウマになる人もいます。

「ただただ生きるために、逃げるために、そうするしかなかった」という人がたくさんいました。問診中に話をしてくれる彼女たちがふと見せるその表情には、たくさんの影や闇が隠れていると感じました。

これは、私に話をしてくれた何人かの女性の話です。

セイラ（仮名）一五歳

兄弟が五人いて、私は一番上。両親は一〇歳の時に離婚した。学費が払えなくて、学校には一度も行ったことがない。一三歳の時から、道で水を売って生計を立てていたの。ある日、その仕事の帰り道に三人の男に襲われて、レイプされたわ。家に帰っても罪悪感で誰にも言えなかった。そしてまた水を売る仕事を続けたの。

去年の一月、知り合いがリビアに行ったらいいと言った。家族の中で一番上は私で、リビアに行けば家族をサポートできる。それに、リビア政府がお金を出してくれて無料で学校にも行けるって教えてくれた。

一〇〇〇〇ユーロ払えばリビア経由でイタリアに行けると言われたけど、「そんな額は払えない」と言うと、その女性は「貸してあげる」と言ってくれたの。その代わり、イタリアに着いたら家族に連絡して、家族からその知り合いに連絡するように言われた。イタリアに着いたら、借りたお金を返さないといけないの。そのためには働かなくてはいけないし、本当は一五歳だけど一八歳と言うつもりよ。働けないなんて家族に言ったらがっかりさせるし、何より借金を返さなきゃいけないから。

リビアに行くと決めて借金をした後は、知り合いが手続きをしてくれたわ。車でニジェールの国境を越えて、違うバスに何度か乗り換えて。サハラ砂漠を横断したけどその途中で二人死んでしまった。最終的に乗客は二七人、そのうち五人が女の人だった。

リビアに着いたら、留置所に入れられた。小さい場所にたくさんの人がいて、リビア人とアフリカ人のガードマンがいた。男と女は別々の部屋に入れられて、一カ月以上そこで過ごしたと思う、ちゃんと覚えてないけど。

私はそこから逃げようとしたの、そしたら、ガードマンにお金を要求された。「持っていない」と言ったら、コネクションハウス（強制売春させられている女性がいる家）に私を売ると言ってきた。コネクションハウスがどういうものかわからなかったけど、拒否したわ。でも、結局無理やり連れて行かれてそこに入れられた。

毎日パイプみたいなもので殴られて、食事は一日たった一食。ここから出たいならお金を払えって毎日言われて、もちろん払えないから、だから殴られた。毎日、ガードマンたちが来て、銃で脅されてセックスを強要される。好みの女の子を一人ずつ連れて行くのよ。私も二回連れて行かれて、レイプされた。

ある日、みんなが眠っている間に、窓から他の女の子三人と逃げた。逃げてる途中にナイジェリア人に会って、その人がコネクションハウスを持っているナイジェリア人の女性を紹介してくれた。そこでお金を稼いだら、イタリアに行けると思って、その他に方法がないと思ったから仕方なく働くことにした。

そこでは一〇人の女性が働いてた。一つの部屋に三人ずつくらいいて、男たちが好みの女の子を選んで連れて行く。私たちは一回、五ディナール（日本円で二〇〇円くらい）で売られた。部屋に連れてかれて、行為が終わると、また同じところに戻される。三人から犯されたこともあった。動物のように扱われて、際限なく私たちを次々に犯していった。

そこで四カ月は働いたと思う。六〇〇ディナール稼いだところで、オーナーの女性から「あなたは海に行ける」と言われたわ。

私は一人のリビア人に受け渡されて、キャンプに連れて行かれた。そのキャンプは、ボートに乗るために待っている場所だった。二週間はいたと思う。

そのキャンプでは暴力はなかった。でも、十分な食事がなくて一日一個の小さいパンと塩水だけ。一〇〇人くらいの女の人がいて、男の人はもっとたくさんいた。

海を渡る時が私にも来て、三〇人くらいがカバーをかけたバスに乗せられて海岸まで行ったの。いろんなキャンプから来ていて、たくさんの人がゴムボートにぎゅうぎゅうに乗せられた。私もその一人だった。まだ暗い朝七時過ぎに出発した。最初はリビア人が運転していた。途中、他の船に脅されて、銃の撃ち合いになったりした。

ボートの上にいた時のことはあんまりハッキリ覚えていないけど、怖かったし、混乱していたし、頭も痛かった。リビア人の運転手は違うボートに乗ってリビアに帰って行ったみたい。その後は、とにかく船が沈まないようにジッとしていた。私のいたボートで、二人が底で圧死したと聞いた。

クリスティーナ（仮名）二六歳

ボコ・ハラムで父が殺されてから、私は孤児だった。兄弟もいたけど、今はどこにいるか知らない。他の女の子と道に住んで、夜は空き家で寝たりすることが多かった。しょっちゅう男たちが来て、私たちを一人ずつレイプした。もし拒否したら、銃や鉄棒でぶたれる。

ある日、妊娠してることがわかった。病院はなかったし、知り合いの家で出産したけど、その子はすぐ死んでしまった。赤ちゃんはとっても小さかったことは覚えてる。そして、また道に住むようになった。そしたら、男の人がリビアで働かないかと声をかけてきた。そして、家に連れて行かれて、毎日のようにレイプされた。

その人が、私を船に乗せて、イタリアに行けといった。イタリアに着いたら、この番号に連絡するように言われている。そしたら、仕事を紹介するって。今はイタリアに向かってるけど、もう、ナイジェリアには帰れない。今すぐ中絶したい。

何人もの女性が、性暴力についての悲惨な現状を話してくれました。診察する中で、「かわいそう」と思う自分と、こんな腐った世の中があるのかと驚く自分がいました。

それでも明るさを失わないアフリカの人々

彼らがリビアで経験してきたことは、耳を塞《ふさ》ぎたくなるような話ばかりです。

そんな経験をしていても、彼らの明るさには本当に救われます。ご飯を食べると、船の上にもかかわらず、各国独自の歌やダンスが始まります。その強さには脱帽です。私だったら、こんな世の中に絶望して、しゃべる気力さえないかもしれません。

シェルターにいると、「ねえ、お腹すいた」と女性たちによく言われます。でも、常時食べられるのは高カロリーの緊急用クッキーのみ。「これならあるよ」と差し出すと、「それまずい」と九割方言われます。「じゃあ、ご飯まで待つしかないよ」というやりとりが一日に何回もあります。何度か、「あなたたちの国の歌を歌ってよ。私聞きたいな～」と言うと、照れくさそうにして一緒に歌う仲間を連れてきます。ゾロゾロと、またニコニコとしながらやってきます。

私が、「あんまり大きい声で歌うとお腹すいちゃうから、静かに歌ってね」と言うと、「シスター、わかってるわよ～」と言うものの、三〇秒後にはダンスパーティー。「そんなに踊ったら、またお腹すくよ！　ビスケットしかないからね！」と言っても、聞いているのかいないのか "Oh, we are hungry!!" と歌い出します。やれやれ。

もちろん、彼らが心に負った傷は大きく、癒えるまでには相当な時間がかかると思います。悲しみを乗り越えてほしいなんて、無責任なことは私には言えませんが、彼らの内に秘めた、生きる強さは信じています。シェルターには、幼い子供もいます。一一歳の男の子に会いました。その子が教えてくれた話を紹介します。

「僕は、一二人兄弟の一番上。本当のお母さんは殺された。いつかは覚えてない。村に銃を持った人たちが来て、いろんなものを持っていった。怖かったし、悲しかった。その後は、新しいお母さんと暮らしてた。お父さんが、僕と八歳と二歳の弟たちを連れてリビアに行くと言った。

サハラ砂漠を渡って、車でリビアに行った。どのくらいかかったかわからない。でも、途中食べるものがなくて、小さい弟がよく泣いていた。周りの大人たちにうるさいと僕が怒られた。あつかった。のどが渇いて、弟が全部水を飲んでしまったから、自分のおしっこを飲むように言われて、飲んだ。

リビアに着いてそこで、借金を返すから働くように言われた。お父さんと一緒に狭い家にたくさんの大人と住んで、荷物を運ぶ仕事をした。体中が痛くなるほどたくさんの重い荷物を運んだ。何カ月働いたかわからない。よくアラブの男の人に叩《たた》かれた。

しばらく働いて、船に乗った。銃を持った大人たちがたくさんいた。船の周りではたくさんの人が死んでいた。船に乗ったらぎゅうぎゅうだった。下の弟を抱っこして、もう一人は見失ってしまった。しばらく、船で浮いてたら、雨が降ってきて寒かった。どのくらい浮いていたかわからない。

押し合ってけんかして、途中で海に落ちた人もいた。弟を潰れるくらいに片手に抱えてた。しばらくすると大きな船が見えて、助けられた。もう一人の弟は、お父さんと一緒にいて、船で出会えた。お腹すいた、何か食べたい」

今までのことを覚えていないという人もいる中で、この少年は比較的淡々と話してくれました。私は「教えてくれてありがとう」と伝えた後、文章に書き留めました。

これこそ世に知ってもらいたい、今世界で起きている現実なのです。日本では報道されることが少ないですが、地中海難民に起こっていること。今すぐ何かができるわけではないけれど、考えてもらいたい、こんな悲惨な状況に置かれた親子がいることを。

受け入れ先のイタリアからも歓迎はされない

船で二日間を過ごして港へ着くと、下船です。"Good luck!"、"Bonne chance!"（ボンションス、フランス語で「幸運を祈る」）と言って、一人一人を見送ります。私たちが言えるのはこれだけです。一歩イタリアの地を踏めば、そこからは私たちの管轄ではなくなります。

この先、どんな運命が待ち受けているかはわからないけど、バラ色ではないことは確かです。私は、この瞬間が一番複雑な気持ちになりました。なので、彼らが下船している時は、シェルターの掃除に徹してあまり見ないようにしていることもありました。

イタリアに着いて、もう奴隷のように働くことはないかもしれない。でも、知り合いも家族もいない異国で、イタリア語も話せない、読み書きも満足にできない。さらに難民に対する逆風が吹く中、「難民」または「亡命希望者」として自立して生活していくことがどれだけ大変か。これから彼らの生きる現実世界を、運や努力で変えられる可能性があると考えるのはきれいごとです。

貧困地域で教育もされず育った彼らが、先進国で暮らす。その厳しさや現実を理解するのにそれほどの時間はかからないでしょう。そして、ここでもまた彼らのような難民をターゲットにした人身売買は存在します。どれだけの人が仕事について定住することに成功するのか――おそらく数%未満でしょう。

下船後には、港にあるテントに一人ずつ入って、指紋を取られ顔写真を撮られます。簡単な聴取などされ、そのあとは大型バスに乗せられて、それぞれ振り分けられた避難所のようなところに行きます。

聞いた話によれば、その避難所は広いスペースにたくさんの難民が住んでいて、食事は必要なだけ与えられるけど、プライバシーもなく、家具があるわけでもなくベッドだけの場所だそうです。そこで、難民認定の申請をして、それが受理されるまで待つ。国籍や世帯人数、妊娠の有無にもよりますが、平均一年以上はかかります。

難民申請の落とし穴

難民申請も、記入の仕方によって運命が変わることがあります。用紙には、イタリアに来た目的をチェックするところがあるのですが、「働きに来た」という項目にチェックすると、ビジネス目的の移民（economic migrants）と判断され返されてしまう確率が高まります。「亡命希望」にチェックするべきなのです。ですが、そもそも職を求めてリビアに来ているのですから、みんな働きたいと思っています。だから、厄介なのです。

船で救助された彼らには、亡命を申請する権利があります。貧困によって母国を出ることを余儀なくされた人たちは守られるべき存在です。自分の国から他国へ希望して移住する移民とは、立場が違います。でも、彼らは「亡命」という言葉を知りません。なので、船が港に着く前に必ず説明する時間を設けていました。

「いい？　あなたたちは亡命してきたのよ、亡命ね。この言葉覚えて！」

「えー、シスター、亡命って何ー？」

「亡命っていうのはね、貧困や戦争で自分の国から逃げなきゃいけなくなること」

「亡命？　え、もう一回言ってー、シスター」

「だーかーらー……」

この説明を五〇回くらいしないといけないのですが、彼らの未来がかかっていると思うと、おろそかにはできませんでした。ですが、きちんと「亡命希望」にチェックしても受理されるのは一〇％未満です。しかも、その審査に一年以上かかるため、結局みんな待ちきれず避難所を逃げ出して、悪い人たちに捕まり、売春などの人身売買ビジネスや、薬売りに流れていってしまうことも多いのです。

そして、受理されなくても祖国に帰る方法はなく、違法に滞在することになり、路上生活者、ホームレスになる人もたくさんいます。または、ほかの国、例えばドイツやフランスを目指すという人もいます。

難民申請もできない人たち

少数ですが、船上でモロッコ人にも出会いました。モロッコは観光資源もあるし、戦争はないし、なぜ難民になるの？　と思いますが、話を聞くと彼らなりの貧困があるようで、より良い生活を求めてヨーロッパに渡るのです。

モロッコ人たちは、港で下船すると「七日以内にイタリア領土から出ること」という紙にサインをさせられ、港にポツンと置いてきぼりにされます。

ある晩、夜ご飯を食べにいくために仲良しのマチルダと働き者のニコと港を歩いていると、船で救助したモロッコ人三人に会いました。一人はフランス語が話せたので、ニコが「ここで何してるの？」と聞くと、その紙を見せてくれました。「七日以内にイタリア領土から出ること」、彼らのサインもあります。これが現実なのです。

より良い生活を求めて命をかけて海を渡っても、その先は誰も助けてはくれません。自力で生きていかなくてはならないのです。彼らモロッコ人男子三人は、ローマにいる友だちを頼るしかないから、バス停を教えてほしいとのことでした。ニコが親切に道を教えてあげて、バス代として現金でユーロをあげていました（正直、その男気に惚《ほ》れそうになりました）。

これが東京湾で毎週起こっていたら、日本人はどんな行動に出るんだろう。遠いイタリアで起こっていることですが、国際的に注目し改善していかなくてはならないことです。この日をきっかけに、どうしたら日本でこの人道的危機に注目を集めることができるか、自分でできることがないか考え始めました。

ついでに難民救助も歓迎されていない

ある日マチルダと、街から港にタクシーで帰っていた時のことです。「港のアクエリアス号の前までお願いします」と言うと、運転手とマチルダが何やらイタリア語でやりとりをしていました。船や難民のことを話しているのがなんとなくわかったのですが、車を降りてからどんな話をしていたのか彼女に聞きました。

すると、「アクエリアス号で働いていると言ったら、難民救助に対する批判をしてきたのよ。だから、話をそらすためにクリスマスの話をしたの。難民救助と言うと今のイタリアでは、いつもこんな反応なの、悲しいけど」と。ジャーナリストである彼女の言葉から、イタリアのいろいろな事情が詰まっていることがうかがえました。

難民の受け入れ人数がそれまでヨーロッパの中では低かったイタリアに、急激な数の難民が流れついてきていて、それによって治安の悪化などが起こっているのは事実です。そこの住民としては、単純に「ようこそ」という気持ちで受け入れられないということも当然わかります。

「いろんな病気を持ってきているんじゃないか、それが空気感染するんじゃないか」――そんな受け入れに対する難色や距離感は、難民が下船する時にやってくる人道支援者や医療関係者にも感じられました。彼らはマスクをし全身を覆うようなガウンを着て、私たちの船を待っています。公衆衛生の観点や、自身の感染予防というルールに従っているのだと思いますが、彼らの受け入れに対する距離の現れとも感じてしまいました。

救助活動は“sea taxi”（海の運び屋）じゃないか、などと批判的な記事がメディアに載ったこともありますし、救助活動に反対するアクティビスト（活動家）が乗った船に後を追いかけられたこともあります。

港を歩いていると、船で働いている者同士は挨拶《あいさつ》やちょっとした会話をしますが、アクエリアス号で働いていると言うといい顔をされないこともありました。「君たち、何を連れてきてるの、救助ってsea taxiでしょ」と、嫌味を言われることもありました。そんな時に、ＳＯＳの人たちは、笑顔で一言“Ciao”とだけ言って相手にしません。でも、やはり後味は悪いものです。

それでも、私たちが救助に出るのは人命のためです。人道的危機に対して行動を起こすことは、組織としての義務だと考えています。難民受け入れの問題は山積みですが、海でおぼれていく人々がいるのを知っていて見捨てるわけにはいかないのです。

自分でできること、始めました

ある時、カターニャの港で数日間過ごす時間があり、船で出産した女性とその赤ちゃ

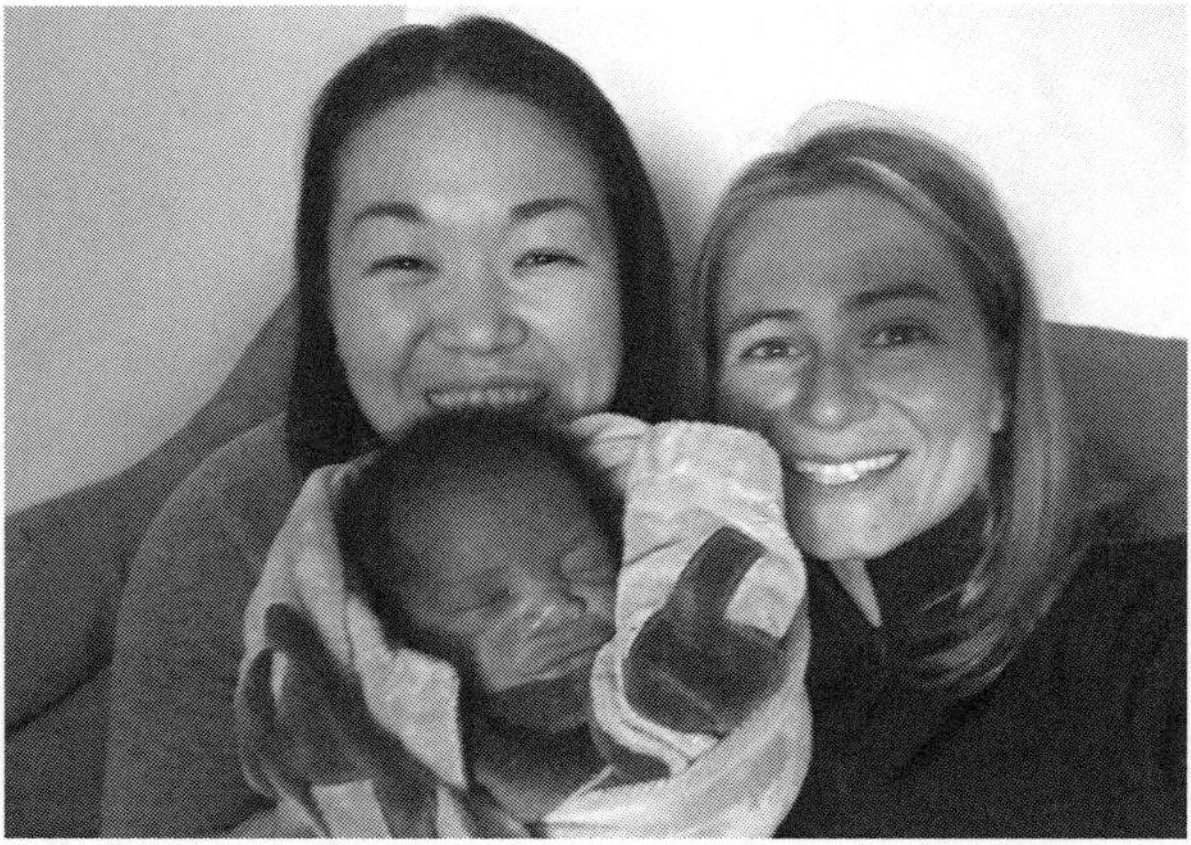

船で生まれた子と再会。マチルダがイタリアの保護施設に仲介してくれた ©SOS Méditerranée

んに会いに保護施設へ行きました。彼女のように保護施設に入れるケースは稀《まれ》です。SOSの協力で、なんとか受け入れてもらうことができたのです。彼らの粋な計らいには、今も感謝しています。

施設のベビーベッドでスヤスヤと眠っている赤ちゃんを見て、もし私たちのような救助船がなければここにこの姿がなかったと思うと言葉になりませんでした。"Sea taxi"と言われても、やはり地中海で人命救助をすることは正しい、そう思いました。

三カ月間の船での仕事を終えて、日本に帰ってきた私は、自分なりに何か行動を起こせることはないかと考えました。もう一度戻りたいと思いましたが、ビザや人事の都合で叶《かな》いませんでした。そこで思いついたのが募金でした。

やはりお金は、活動にとっての必要不可欠な基盤です。船の運航には一日一一〇〇〇ユーロ（日本円で約一五〇万円弱）がかかります。小さい市民団体のSOSにとって、金銭面でのサポートが一番合理的だと考えたのです。

最初は、自分のブログで呼びかけて、同級生や友人から一五万円ほどが集まりました。ここで調子に乗った私は、クラウドファンディングの会社を通じて、一〇〇万円を目指して四〇日間の活動を始めることにしました。自分のありったけの想いをページに載せて、フェイスブックでも呼びかけ、最終的に一三一万円を集めることができたのです。これはSOSのサイトにも紹介され、「アクエリアス号の日本人助産師マリナ、日本人を動かす！」と紹介され、あの時行動してよかったと心から思いました。

今もなお、地中海での救助活動は日々続いています。リビア海上警備隊の難民に対する態度はかなり乱暴であることがたびたび指摘されており、人道的問題になっています。

そして前よりずっと海上警備が厳しくなり、多くの人はイタリアに渡れずリビア内に留まっています。

それはEUで決められたことなのですが、リビアで人身売買され地獄のような生活をしている人たちがこんなにいるのを知って決めたのでしょうか、それが本当に正しい選択だと思っているのでしょうか？　結果、海を渡るボートの数は日を追って減っていますが、ゼロになったわけではありませんし、問題が解決したわけでもありません。

国際社会がもっとこの問題に目を向けて難民がいなくなる日まで、救助の道のりはまだまだ続くのです。

二〇一八年八月現在も、アクエリアス号は地中海で救助活動を続けています。一八年六月には、イタリアの港から入港を拒否されるという緊急事態が起きました。難民反対への高ぶる国民感情と新しい連立政権の影響、また他EU諸国に負担の分担をも願い下げられ、難民を乗せた船を受け入れないという強行手段に出たのです。六三〇人の難民を乗せた船は七日間漂流の挙句、最終的にはスペインが受け入れを表明しましたが、これが難民受け入れの現実です。それでも、負けずに運航を続けるアクエリアス号と一緒に働いた仲間たちの存在を私は誇りに思います。

第5章

南スーダンの国連保護区で働く（二〇一七年五月〜九月）

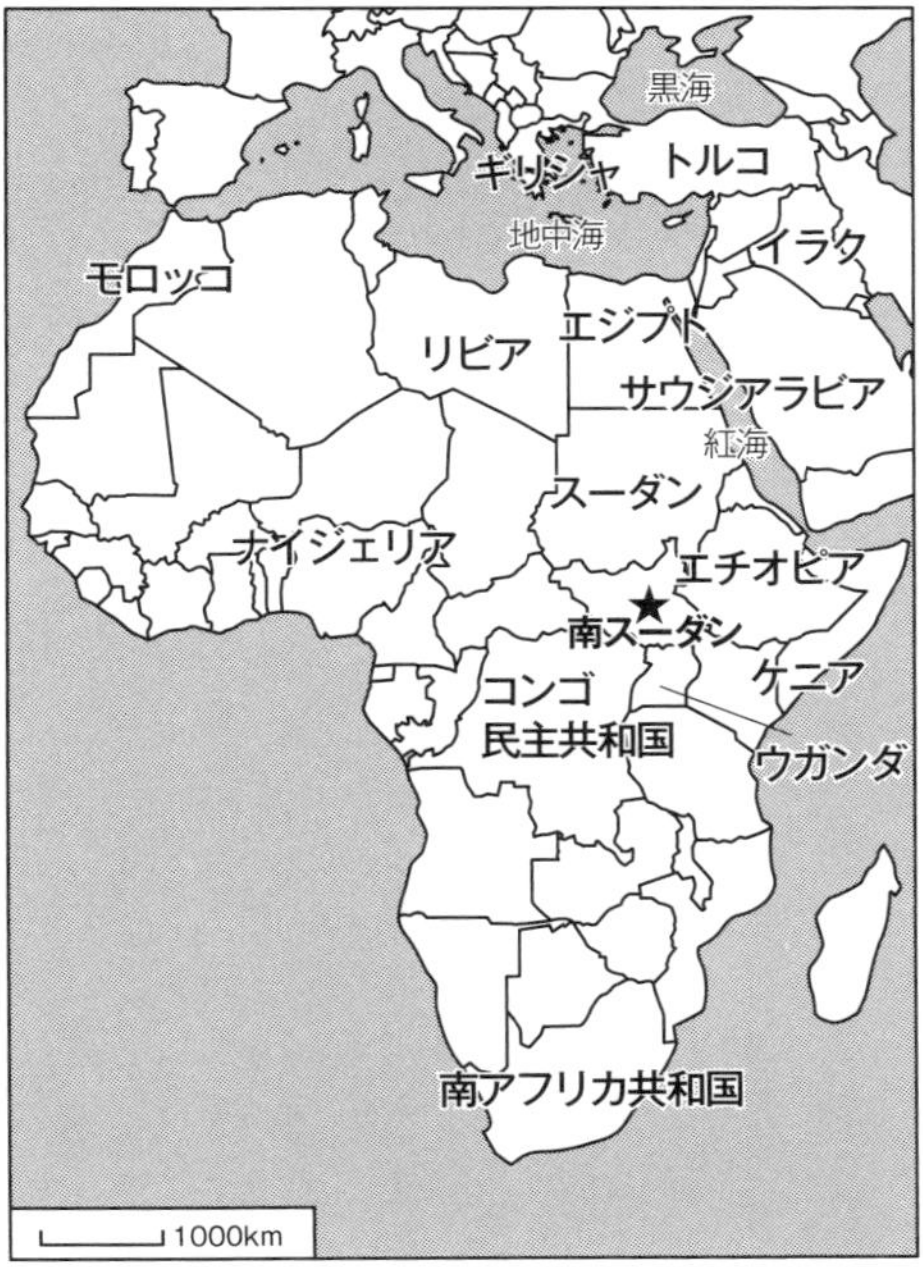

今までで一番過酷な環境、ついにアフリカへ

地中海捜索救助船の後、次の派遣は南スーダンでした。二〇一七年五月から九月まで、南スーダンのユニティー州ベンティウという場所に派遣されました。南スーダンへの派遣は、それまでに二回打診を受けましたが、いずれも安全上の都合でキャンセルとなり、三度目の正直でした。

同僚からは、「南スーダンはとにかくきつい」と聞いていました。ご飯がまずい、下痢をしないでは生きていけない、現地スタッフの教育レベルが低い、部屋から何か盗まれる、とにかく暑い、虫がハンパない……などなどマイナスな感想ばかりでした。

しかし、三度目の正直でのアフリカです。それまでの派遣は、職場、住環境ともにどちらかというと恵まれていたので、もっとチャレンジングな場所ということで新鮮でした。ですから南スーダンへの派遣の話が決まった時には、「やっと行ける」というポジティブな気持ちでした。行く前までは……。

南スーダンは、二〇一一年にスーダンから独立した「世界で最も新しい国」です。二

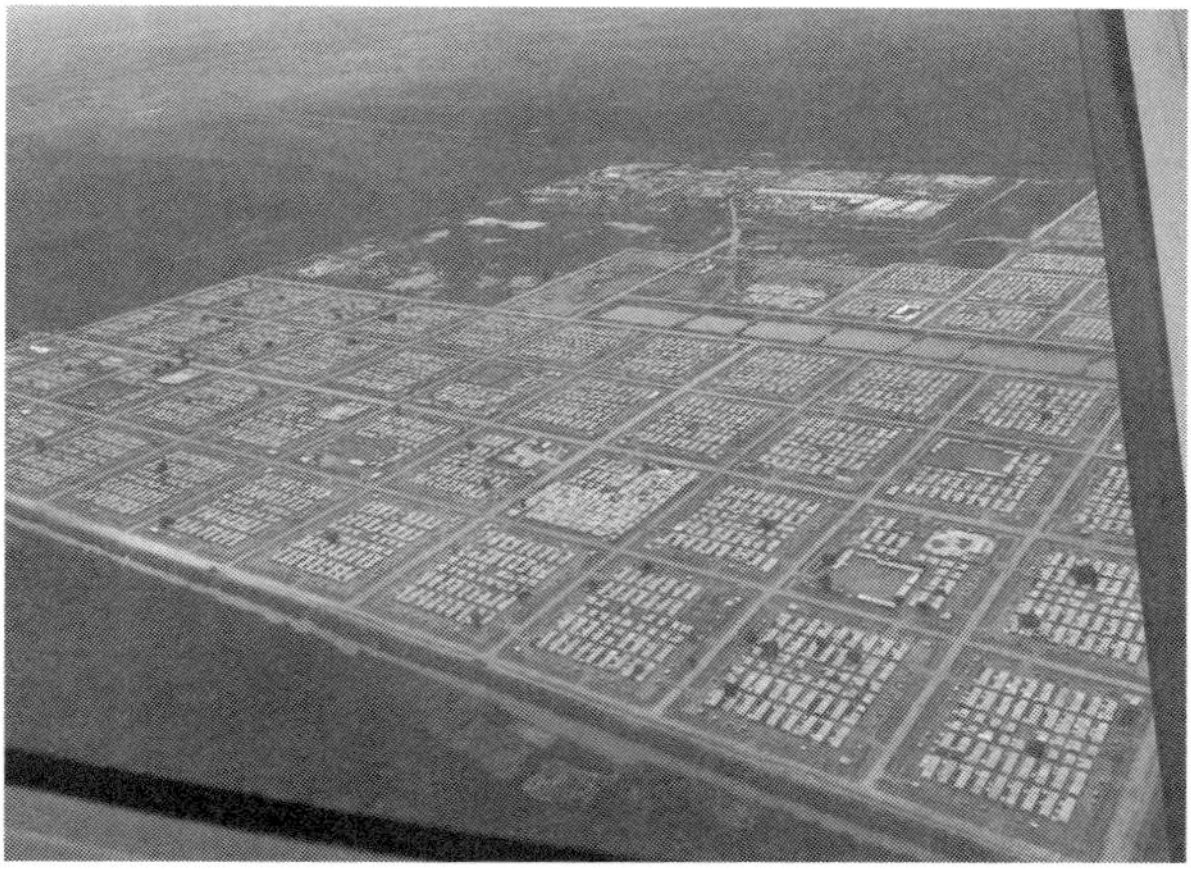

12万人が住む国連保護区 ©MSF

〇一三年一二月に内戦に突入し、約二〇〇万人以上の民間人が近隣国のウガンダやコンゴに難民として今も避難し続けています。国内には、国連保護区という国連が管理する民間人の住む場所が六カ所あり、二〇一七年現在で二〇万人が身を寄せています。私が働くことになったのはこの保護区の一つで、当時約一二万人が住んでいました(http://www.msf.or.jp/news/detail/special_3736.html, https://www.iom.int/wmr/world-migration-report-2018)。

日本から、エチオピアのアジスアベバで飛行機を乗り継ぎ、到着したのは首都ジュバの空港でした。が、空港というか、ただの滑走路にテントが二つ。「これ、空港かいな?」という造りでした。それでも、ボーディングパスを発行する場所があったり、パスポートコントロールがされていたりと、一応は機能しているようでした。

そして、周りを見回せば白人ばかり。ここに到着する多くの人は、人道支援業界の人です。滑走路に並んでいるのも、九〇%が国連関連機構や欧米のNGOのセスナでした。この国が、いかに海外からの支援で成り立っているのがよくわかる第一印象でした。

「来てしまったよ、南スーダン……」

私がまず洗礼を受けたのは、トイレでした。いつも、「こんな時にかぎってトイレに行きたくなってしまう」病の私。税関でスタンプをもらうのに相当時間がかかり、自分の番が来た頃には膀胱《ぼうこう》は限界まできていました。カウンターでは両脚をねじった変な格好で立っていないと漏れそうなくらいでした。

迎えに来てくれたスタッフに聞くと、「がまんできない? ここのトイレすごく汚いよ」と言われましたが、すでにがまんできる限界はとうに超えており、その現地スタッフが言う「すごく汚いトイレ」に行きました。

見た瞬間「……」。トイレの個室自体が斜めに傾いています。もちろん、ボットン便所なのですが、ドアを開けると、そこらじゅうウンコだらけでした。私はつま先立ちでどうにかポジションをとりました。そしてドアを閉めましたが、鍵は壊れています。ドアを手で抑えつつも、傾いている状態ですから閉めても四㎝くらいの隙間があります。日本の和式トイレの多くは、ドアに背を向けて用を足しますが、海外のトイレは反対です。ドアに向かってしゃがんだポジションで、隙間から何人かがこちらを見ているのがわかります。ちょっとにらみつけつつ、「もうどうでもいい！」と超高速で用を足して、スッキリ。しかしながら、こんなトイレ事情は想定内です。もよおしたのが尿だけでラッキーでした。こうして、南スーダンでの最初の洗礼を受けたのでした。

その後、スーツケースもちゃんと出てきました。「空港として機能してる、やるなあ」と感心し、一歩空港の外を出ると、「荷物持つよ！」の小銭稼ぎの若い男の子がたくさんいます。小銭など持っていない私は「大丈夫、自分で持てるから―――――」と、しつこい彼らを全力で振りほどき、迎えに来た車に乗り込みました。

気温は四〇度、もうすでに汗だくで、白いTシャツは赤土とほこりで茶色っぽく色が変わっていました。ここまでで出発前の新鮮な気持ちは二%くらいしか残っておらず、「来てしまったよ、南スーダン……」という文字が、私の脳内に表示されていました。

テントとトタンでできたベンティウの病院

着いた当日はジュバに泊まり、次の日にセスナで一時間半かけて活動場所のベンティウに向かいました。ここは、ほとんどの物資が首都から空輸でやってきます。前の週が雨で空路が閉ざされていた分、かなり多くの物資が積まれていました。私の真横にも、食料の段ボール箱が積まれており、バナナとアボカドの箱にはさまれていました。

ベンティウは雨。道はかなりぬかるんでいました。南スーダンには絶対に持っていくように言われていた「長靴」が、ここで登場。セスナの中で履き替えて、病院へ行きました。舗装されていない赤土の道は、雨でぬかるむとひどい水たまりができます。

ガタガタ揺れるランドクルーザーに頭をぶつけながら、四〇分ほどで病院へ到着しました。「グチョ、グチョ、ズボ」っと田んぼのようにぬかるんだ泥の地面に、病院は建っていました。同じ敷地に、私たちの住居や事務所もあります。まず案内されたのは、私の部屋（テント）でした。あるのはベッドと扇風機と鍵付きの箱のみ。そして、とにかく暑い！　炎天下のテントの中は蒸し風呂《ぶろ》状態でした。扇風機のスイッチを入れた瞬間、ドライヤーのような温風がブワァ～っと吹いてきて、「来てしまったよ、南スーダン」のフレーズがまた脳裏をよぎりました。

さっそく病院内を案内され、前任の助産師から引き継ぎを受けました。救急、小児科、オペ室、結核隔離部屋、産科病棟、すべてテントやトタンでできた建物です。運ばれてくる患者は泥だらけ、子供たちはガリガリにやせていて、床には患者さんやその付き添い家族が横たわっています。

私が働く産科病棟は一つは分娩《ぶんべん》用テント、もう一つは産前産後の患者や新生児の入院用のテントでした。そして、ここも同じく蒸し風呂のようでした。一kg強ほどしかなさそうな、オムツもしていない裸の低出生体重児がベッドに寝かされ、母親たちはおっぱいポロリ状態で病棟をふらふら歩いています。

ここは緊急援助として始められたプロジェクトでしたが、内戦の長期化ですでに三年が経っていました。そのため、今後も長くこの病院を運営していく可能性があり、すべての病棟をコンテナ、エアコン付きの建物にするという大規模な計画があったそうなのですが、それを運んでくるトラックが道の途中で壊れてしまい、工事を始めることができてないという状況でした。

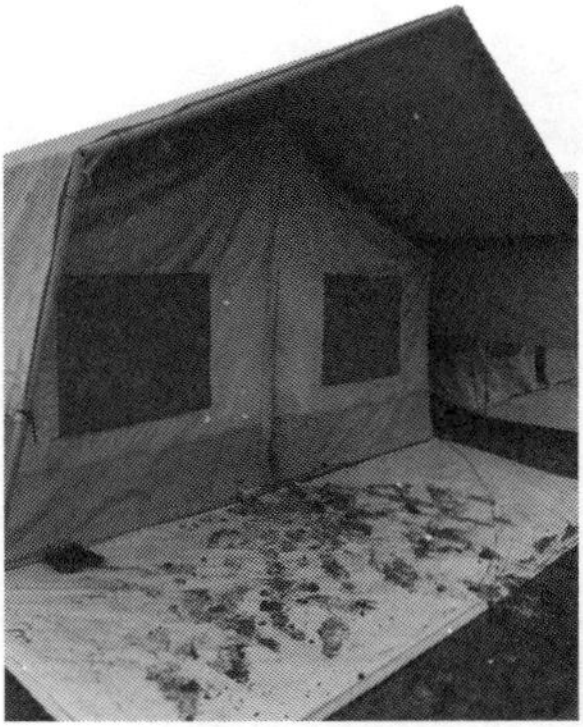

私の住んでいたテント ©MSF

道があるようでない、輸送手段が困難なアフリカではよくある話です。そして、届かないまま季節は雨季に入っていました。雨季には、常に土がぬかるむのでその対策、水漏れ対策、コレラの準備などやることがたくさんあり、大規模な工事はできないため、結局計画は次の乾季まで持ち越しとなり、滞在中に冷房付きコンテナ病棟ができるという可能性は、初日に夢と消えました。

ここでの仕事は、産科病棟の管理が主でした。通常、助産師二人体制のプロジェクトです。しかしながら後任が見つからず、一人で二人分の働きをしなくてはならない状態でした。それに加えて、近くにある小さい姉妹プロジェクトの助産師の後任も見つからず、そちらにも足を運び、三人分の仕事をこなさなければならない日々でした。

毎日何往復も、二つの病院を行ったり来たりしました。一体、私はどっちのチームに所属しているのか、現地スタッフとの関わりも中途半端で、心身ともに休める場所が見つけられずにいました。「来てしまったよ、南スーダン」が脳裏に浮かび続けます。それでも、必ず明日は来てしまうのです。

初めて経験した母体死亡

国連保護区の中では、多くのNGOが医療活動を行っていました。そのため、活動内容がかぶらないようにお互いに連携し、すみ分けを行います。産科に関しては、通常分娩は他のNGOが行い、MSFの病院は輸血やオペもできるため、重症例を扱うという役割でした。そのため、新生児も含めた重症の患者がたびたび運ばれてきていました。

アフリカは新生児・母体死亡ともに多い国として有名です。私が働き始めて一週間した頃、南スーダンで初めての母体死亡を経験しました。

病棟で朝の回診をしていると、両脇を抱えられてすでに意識もうろうとした女性が運ばれてきました。聞けば自宅出産後二日経ってどうも具合が悪いので、病院へ来たということでした。見た瞬間「具合が悪いっていうレベルじゃないけど……」と嫌な予感が走ります。とりあえず回診は中断、みんなで分娩室へ向かいました。

国連保護区といっても、夜間はギャング関連のけんかやレイプなどがひんぱんに起きていました。それなのに、安全上の観点から救急車さえも走っていませんでした。そのため、朝明るくなってからこうして具合の悪い人が運ばれてくることがよくありました。瀕死《ひんし》の患者を前にして、私はスーパーバイザーと目が合いました。そしてお互いにうなずきました。「救命は厳しい」という無言の会話でした。患者が、自宅でどれくらい出血したかはわかりません。しかも、自宅から病院までは歩いて二時間ほどかかったようです。夜が明ける頃に家を出て、途中でリヤカーを借りてやってきたということです。

母体死亡の理由の多くは、出血です。特に双子などの多胎の出産は産後多量出血になることが多く、一度出血すると水道の蛇口をひねったようにとめどなく続きます。迅速な輸血と処置ができなければ、あっという間に生死をさまようような状態になるのです。

医療施設では、予防処置や緊急処置ができますが、自宅出産ではそれができないため大変な危険が伴います。

もちろん、患者に助かってほしい気持ちはありました。しかし、資源が限られた中での救命の厳しさは過去の経験から痛いほどわかっています。貧血の程度を示すヘモグロビンの値は、2・0でした。正常が11・0ですから、もはや致命的です。病院には輸血部がありますが、ドナー（提供者）が少ないためとても貴重ですし、ストックも多くはありません。もし、患者に助かる見込みがあれば、輸血のオーダーをしますが、助かる見込みのない患者に使うことは、他の患者の治療の機会を奪うことにもなりかねません。

すでに、患者の心拍はとても弱く自発呼吸もないため、人工呼吸を始めていました。輸血を緊急で頼んでも、血液型の判定から血管の確保など、患者の元に届くまでに最速で二〇分はかかります。輸血をしなければ確実に死ぬとわかっていましたが、輸血のオーダーはせず、私も人工呼吸に加わりました。

この時、彼女が助からないことはわかっていました。でも「物理的に何もしないで患者が亡くなるよりも、何かした方が自分に罪悪感が残らない」という、自己満足と言われても仕方ない行動をとっていました。最後は心臓マッサージの停止を指示し、死亡確認となりました。病院到着後二〇分の出来事でした。

妊婦健診に来て病院で産んでいれば、違ったかもしれない。出産という危険を伴う戦いに負けた者が死んでしまうこと、それはこの国では自然淘汰《とうた》の一部なのかもしれません。「仕方ない」で終わらせなければ、前には進めないのです。そしてこの先四カ月、この「自然淘汰の死」を、何度も経験することになるのです。

そして、乳母探しが始まる

それでも生まれた双子の女の子は、元気そのものでした。九カ月間お腹で育てた子供の成長を見ることなく、母親は亡くなってしまいました。付き添いの彼女の母親と姉は、その亡骸《なきがら》に近寄ることもなく、静かに涙を流して病棟の外へ出て行きました。誰も死亡の事実を伝えず、目の前で起きたことを彼女たちがしっかり理解しているのかどうかもわかりません。

私が死亡診断書を書き遺体を安置して帰ってくると、双子はお腹が空いて泣いていました。この先、この双子をどう育てるのか？　幸い、残された家族に育てる意思があり、孤児にはなりませんでした。しかし、双子には母乳が必要です。

このような母体死亡のケースでは、乳母探しのサポートをします。日本であれば、もちろん粉ミルクの選択肢がありますが、保護区内には売っていません。首都まで行けば売っていますが、高価で難民には手が出ません。

病院で提供しないのか？　とよく聞かれますが、自宅でミルクを作る時に水はどんなものを使うのか、どんな哺乳瓶《ほにゅうびん》を使うのか、それをどこで洗うのか？　川で排泄《はいせつ》をしている一〇メートル先の下流では、子供が体を洗っています。そんな川の水でミルクを作れば、たちまち下痢を引き起こし、命に危険が及びます。この病院の小児科には、毎日のように下痢や嘔吐《おうと》で入院する子供があふれています。

そのような理由からミルクを提供するより、同じくらいの月齢の子供を育てている感染症がない女性を探す方が望ましいのです。私たちの、長い長い乳母探しが始まりました。

南スーダンは子だくさんで、しかも大家族で住んでいることも多く、その中の誰かが

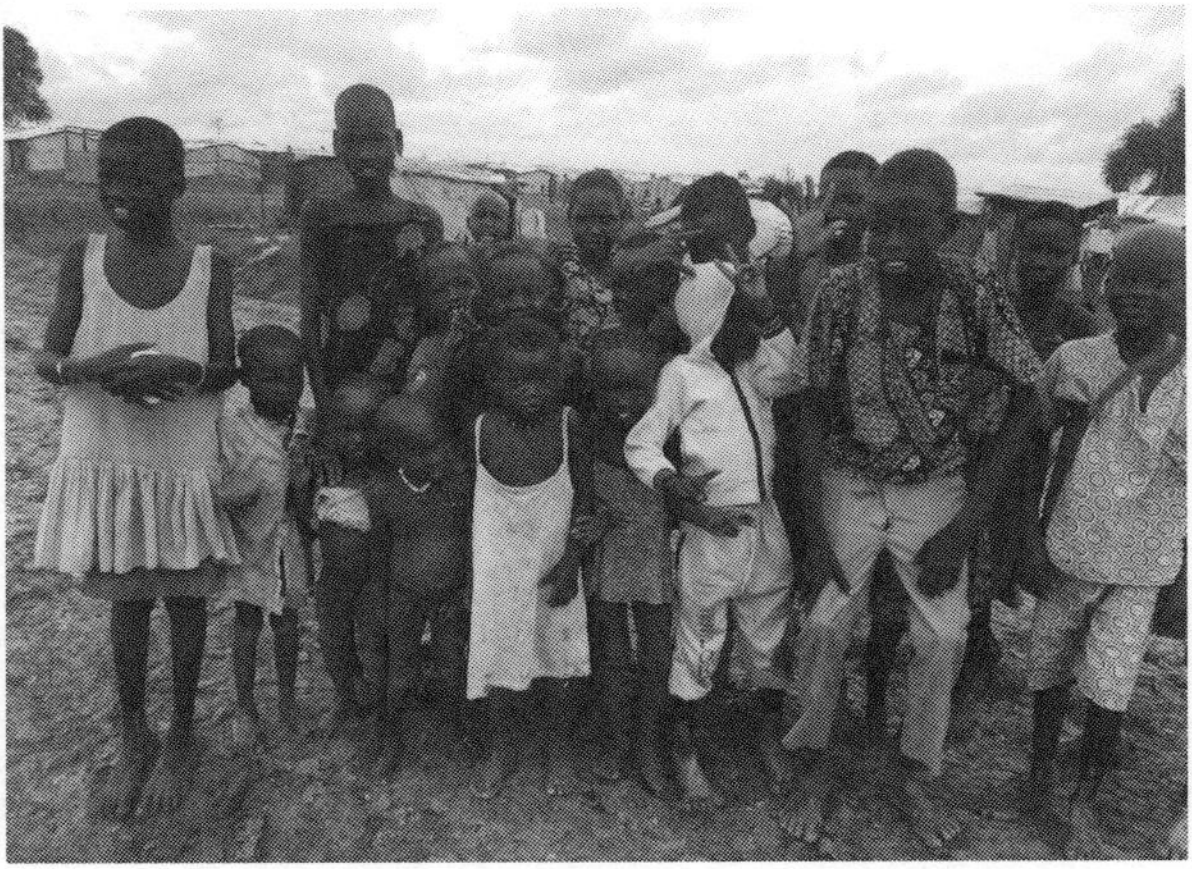

国連保護区の子供たち ©MSF

授乳をしていることはめずらしくありません。でも、この家族には現在授乳中の女性はいないとのことでした。すると、あるスタッフが言いました。

「このおばあちゃんが授乳できるでしょ」

と、付き添いの実母を指差します。私は「え～、嘘《うそ》でしょ～……」と思いました。見るからにかなりのご年齢で、テレビのコントで見るような垂れ下がったショボショボのおっぱいです。でも試しにやってみると、おばあちゃんのおっぱいに、双子は吸い付きます。

新生児には、吸てつ反射といって、口元にあるものに反応して吸い付くという原始的な反射が備わっています。なので、それがおばあちゃんの乳首だとしても吸うのです。「私は、一〇人子供を育てた」と、おばあちゃんもその気です。とりあえず、乳母が見つかるまでやってもらおう！　ということになりました。

実の娘が亡くなった直後から、孫に授乳をしなくてはならないおばあちゃん。ベッドの上には、私が書いた死亡診断書。家族を亡くした悲しみに立ち止まることも許されないのか。私自身、目の前の現実に追いつくのに少し時間がかかりました。

やっと見つかった、双子それぞれの乳母

その後、双子はすくすくと育ちました。ミルクの他に、おばあちゃんのおっぱいを吸っているようです。半信半疑でおばあちゃんのおっぱいを見ると、「出てる！」――見事におっぱいが出ているのです。日本でも、戦争中は「借り乳」をしたという話を聞いたことはありますが、二〇一八年現在でも南スーダンでは日常的に行われているのです。

といっても、相手は双子。二人分の栄養を補う量は、おばあちゃんだけではとうてい足りません。小児科病棟にも協力してもらって、似たような月齢の赤ちゃんを授乳する

母親を探しますが、借り乳をするとなると候補者がいませんでした。昼夜問わずに双子に授乳できて、彼らの近所に住んでいる人などなかなかいないのです。乳母探しは難航を極めました。

一カ月が経ち、他のNGOに乳母探しの協力をお願いしましたが、なかなか見つけることができませんでした。家には、残してきた双子の姉や兄たちがいます。おばあちゃんもさすがに「もう帰りたい！」と訴えてくるようになりました。病院には病気の子供がいますので、菌もたくさんあり、感染症になってしまうこともあります。こちらとしても、早急に家に帰したいという思いでした。

結果として、一人だけなら面倒を見られるという女性が二人見つかり、満三カ月までという期間限定で双子を別々の家庭で育ててもらうことになりました。双子を家族と離して別々の家に、という環境は、私たちにとっても苦渋の決断でしたが、家族は納得しているようでした。

その後は、アウトリーチ（移動診療）チームが定期的に訪問して、経過を観察してくれることになりました。双子はそれぞれの家に退院していきました。めでたしめでたしと言いたいところですが、双子を引き取ったそれぞれの家族が金品を病院に求めに来たり、途中放棄しそうになったりなどのアクシデントがありました。

スタッフ一丸となって説得して何とか続けてもらいましたが、他人の子供を引き取って授乳して育ててもらうなんて一筋縄でいくはずがありません。それでも、この双子は生き延びる道が見つかってラッキーでした。福祉も医療も不十分な南スーダンでは、人は生まれた瞬間から生命力がなければどんどん振り落とされていく生存競争の走者です。それに勝ち抜かなければ死ぬしかありません。

生まれた直後からなんと過酷な運命かと、ここでもまた現実に追いつけていない自分がいました。しかし、そんな運命も「仕方ない」のです。

医療が行き届いていない国では、若い母親が分娩時の出血で亡くなるケースはめずらしくありません。母親が子供をおいて亡くなるのは、本当に無念でしょう。日本では出血による母体死亡率は非常に少なく、一〇万人に一人以下で、主な妊産婦死亡の原因は「自殺」です（日本経済新聞 https://www.nikkei.com/article/DGXMZO35015020V00C18A9CC1000/）。このことを知った時、わが子をおいて自ら死を選ぶ母親が多いことに衝撃を覚えました。

この事実を現地助産師に伝えると、「理解できない」と目をまん丸くして驚いていました。こんなにひどい環境に住んでいても、自ら「死」を選ぶ人は、物質的に豊かな暮らしをしている日本人よりずっとずっと少ないのです。世界に誇る長寿国の日本ですが、アフリカ人の寿命はその半分です。寿命とは何なのか、この国の人々に会って深く考えさせられました。

この国で帝王切開をするということ

南スーダンでは、雨季に入ると下痢やマラリアが増え、外来は普段にもまして忙しくなります。その日も、豪雨二日後で、産科も忙しくしていました。すると、上司から「子宮破裂の疑い」の患者がセスナで搬送されてくると伝えられました。本当に子宮破裂であれば、母体を助けるために緊急手術が必要です。私はセスナが到着する空港（ただの広い土地）へすぐに向かいました。

セスナが到着すると、銃弾を足に受けた患者の隣に、子宮破裂の疑いの女性が横たわっています。とっさに、「これ、どっちが先にオペになるだろう」と思いました。オペ室は一つ、外科医は一人しかいませんので、同時にオペになった場合には、どちらがより緊急かという優先順位のせめぎ合いになります。

幸い、子宮破裂の疑いの女性はかなりグッタリしているものの、意識もあり状態は安定していました。一方、銃弾を受けた男性は、「深刻」という私の判断で先に車で病院へ行ってもらいました。

都内であれば、産科クリニックから大学病院へ搬送する場合、決断から到着まではどんなにかかっても一時間です。しかしここでは、搬送を決断して、天候の確認、セスナの確保、空港まで車で行き、そこから飛行し、また空港から病院まで車で最短で八時間はかかります。天候が悪ければ、セスナは飛べず、次の日に延期ということもあり得ます。そして搬送の対象になる人は、生存の可能性がある人のみです。生命力の強さなしには、搬送にさえもたどり着けない世界なのです。

病棟に運んでエコーをすると、お腹の子は双子で二人とも元気な心臓の鼓動を見せてくれました。頭の大きさからすると、体重も約三kgずつありそうで、子宮破裂の所見も見られず、経腟《けいちつ》分娩への光が見えました。「なんだ、全然子宮破裂じゃないじゃん！」と安堵《あんど》し、子宮口を内診するとすぐそこに頭が見えました。

いとも簡単に、最初の子が吸引分娩で生まれました。とても元気な二・八kgの女の子でした。現地スタッフにも、「じゃあ次も経腟分娩で生まれるね」という空気が流れます。私も「帝王切開にはならなさそうだし、今日は美味しいビールが飲める～」と呑気《のんき》に考えていました。

そして、二人目も吸引分娩を試みました。しかし、産道がむくんで狭くなり、何度試しても生まれる気配はありません。何回か試した後に、産道に変な感触を覚えました。直腸と頸管《けいかん》（産道）の間が貫通している、フィスチュラ（産科瘻孔《ろうこう》）というものができている状況でした。

よくよく本人と家族に話を聞けば、全然生まれないため、家族が祈禱師《きとうし》のような人を連れてきて、そこに切り込みを入れたというのです。そんなところを切っても産道が広がるわけではないですし、生まれるわけがないのですが、これがアフリカで行われている危険な民間療法なのです。

自分が決定してしまったという重い事実

私は、いつも「帝王切開だけはなんとか避けたい」と思っています。でもこの時、これ以上は無理だと帝王切開を選択しました。かなり苦渋の決断でした。私にもっと技術があればと悔やみました。これが、初めて自分が決定した帝王切開でした。手術室で、悔しさと疲れで、気を抜いたら今にも床に倒れそうな気持ちでしたが、なんとか立っていました。

幸い手術は順調で出血も少なく、元気な第二子の男の子が無事に生まれました。外科医と協力してフィスチュラを縫合することができ、その後、傷はきれいにふさがりました。母体の回復は順調で、双子も元気に育っていました。ですが、私は帝王切開をしたという事実に、かなりの責任と罪悪感を感じていました。

この国で、帝王切開をするということ。それが、この女性の人生にどんな影響を与えるのか。決断する前に、何度も何度も考えました。もちろん、私たちと働く外科医は信頼できますし、その技術になんの疑いもありません。しかし、途上国の様々な理由から、

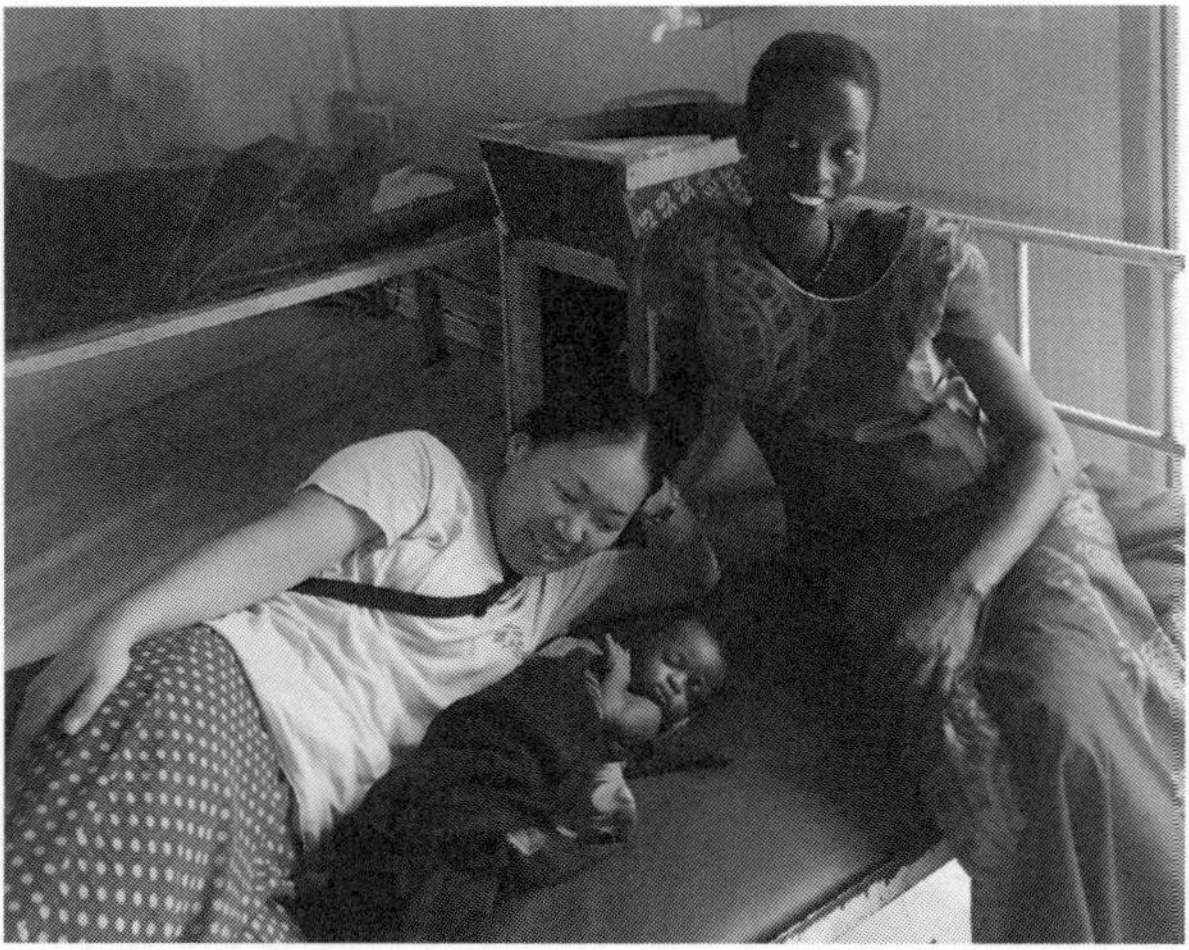
帝王切開で無事に生まれて、現地スタッフとホッと一息 ©MSF

そう簡単に帝王切開をしてはならないというのは痛いほどわかっています。

アフリカでは、女性一人あたり平均七人ほどの子供がいます。彼女にとって、この双子が初めての出産で子供はまだ二人。将来、さらに出産することが求められます。帝王切開は三回までというのが先進国のスタンダードですが、そんなものはアフリカにはありませんし、理解もされません。たくさん産んでなんぼの世界なのです。

帝王切開後でも、経腟分娩は可能ですが、厳重な管理の上で行わなければ子宮にある古傷が陣痛時に裂けて子宮破裂のリスクを伴います。では、この女性は生涯オペができる病院の近くに住み続けることができるのでしょうか？　ＮＧＯでも、緊急帝王切開ができる施設は南スーダンには数えるくらいしかありません。

この後、もしまたすぐに妊娠し、インチキ祈禱師の元に行って陣痛促進剤でも打たれようものなら、あっという間に子宮破裂を起こし、母子ともに亡くなってしまいます。途上国では、母親がいない子供の死亡率はかなり高いのです。この女性が死んでしまったら、この双子の人生も過酷なものになってしまうのです。

自分の命にかかわる決断も許されない女性たち

彼女の体の回復を待って、避妊具のインプラント（三㎝ほどのパスタのようなものを皮下に入れておくとホルモンが放出され、五年間避妊ができる家族計画の一つ。日本では未承認）を入れるように勧めました。しかし、これがかなりの労力を使うことになりました。

まず、そんなものを体に入れることは彼女にとっては未知の世界ですので、最初は「絶対嫌だ」と拒否されました。これは長期戦になるなと思いつつも、帝王切開を決めたのは私です。この説得を「絶対にあきらめない！」と心に決めていました。一日一時間をインプラント説得の時間に使うことにしました。

来る日も来る日も現地スタッフに通訳をお願いし、次に妊娠することへのリスクを繰り返し説明しました。しかし、彼女も全く譲りません。私も、「次に妊娠することで死んでしまうかもしれない、そうしたら、こんなかわいい二人の子をどうするの」と脅しと泣き落としにかかろうとします。すると、男性家族の承諾なしには入れられないと言い始めました。

私は、付き添いの兄へ説明をしました。そして、兄が納得したところでまた彼女に説明しますが、産後の不安定な精神状態もあってか彼女の意思も揺れ動きます。さっき「入れてもいい」と言ったのに、五分後は「嫌だ」と言います。現地スタッフも、「マリナ、まだその戦いしてるの?」と聞くほどでしたが、私もここまできたら絶対にあきらめられません。

そして一八日間にわたっての私の説得に応じ、というか向こうが根負けし？ ついに彼女にインプラントを入れることができました。エベレストを登頂したかのような快感でした（したことはありませんが）。

途上国では、女性が意思決定することはありません。それが、命の危険に及ぶ時でさえもです。彼女も例外ではなく、インプラントを入れたことを誰にも言わないから、と言っても、彼女自身が意思決定するということは選択肢の中にないのです。自分の命を左右する決断も、本人だけでは許されないのです。

私はこの時、自分自身で意思決定ができる自分の人生は幸せこの上ないことだと思い知りました。それは、世界の常識ではないのです。女性は、生まれた国によって人生が大きく左右されてしまう存在なのだと思い知らされた一件となりました。

下半身麻痺《まひ》で出産した女性

ある日、一人の妊婦が近くの施設から搬送されてきました。数週間前から、膝《ひざ》から下が麻痺して動かないという症状でした。妊娠五カ月相当で、幸い胎児は元気でした。麻痺の原因を知るため、内科医に診察をお願いした結果、「脊椎結核《せきつい》の疑い」でした。結核の菌がなんらかの原因で脊椎に入り、それが原因で下半身の麻痺を起こしていたのです。

途上国において、結核はよくある病気です。しかしながら、患者教育も行き届いていないこの場所では、症状が出ても病院に来なかったり、治療を拒否したり、通院を続けなかったりするケースが多く見られました。紛争地で、明日生きているかどうかもわからない生活を送っている人は、数年後に死ぬかもしれない病気の恐ろしさを想像できないのかもしれません。

彼女の麻痺は日に日に広がり、最終的には下半身全体に広がっていました。そのため、座るか寝るだけの生活になり、左右の腰には大きな床《とこ》ずれができてしまいました。さらにはその部分が感染を起こし、骨が見えるほどの深さに達し重症化していました。やがて、排尿のコントロールもできなくなり、常にカテーテルを入れておくことになりました。自宅にシャワーなどあるわけもなく、感染した傷口からは五メートル離れていてもわかるほどかなりの異臭を放っていました。

一生付き合うことになる下半身の麻痺。重症化した床ずれは、栄養、衛生状態からして完治は困難ですし、またいつ感染を起こすかもわかりません。自分で起き上がって座ることはなんとかできますが、将来自分の子供を追いかけることもできません。福祉もない、電動ベッドも車椅子さえないこの場所で、この先どうやって生きていくのか。私たちは今できるだけの治療をしておしまいですが、彼女は一生ここで生きていくのです。炊事洗濯などの家事が何もできない女性がこの国で生きていくというのは、どんなことを意味するのか。この体でこれから子育てをしていくなんて、どれだけの困難が待ち受けているのだろうか。彼女を見るたびにそんなことを考えていました。

それでも、彼女は一度も文句や弱音を吐くことはありませんでした。分娩中も静かで、赤ちゃんの頭がそこまで出てきていると私たちが気づかなかったほどでした。南スーダンでは、分娩中に声を出すことはいけないという教えを守り、彼女は一言も声を出さずにとても静かにお産をしました。元気な女の赤ちゃんが生まれました。

身の回りの世話は、彼女の母親がしていました。動けない娘の授乳の介助から、排泄の世話までです。突然下半身麻痺になった自分の娘の排泄の処理をするなんて、精神的な負担を考えるとこちらが辛《つら》くなるほどです。

産後一日目、朝の回診中に女性は私たちにこう言いました。

「子供が無事に生まれたことをみなさんに感謝します。本当にどうもありがとう。麻痺になったこの体は神様が与えたものです。誰を責めることもありません」と、満面の笑顔を見せたのです。

私は頭が真っ白になりました。それと同時に自分の考えが浅はかであったことに気がつきました。かわいそうと思っていたのは、私のエゴでした。南スーダン人の多くは敬《けい》虔《けん》なキリスト教徒です。でも、宗教の存在がそう発言させているだけではなく、彼女の中の、人として、母として、女性としての「芯《しん》の強さ」からだと思いました（その後、床ずれの悪化と感染から四カ月後に亡くなったと聞きました）。

実は、この数週間前にも同じようなことがありました。ある双子の出産の分娩時に、私が赤ちゃんの腕を骨折させてしまったのです。早く出さなくてはいけない状況だったので、命を救うためには仕方がなかったかもしれませんが、焦りと私自身の技術不足でもありました。分娩後お母さんにそのことを伝えると、私を責めることもなく、「腕は治ると信じています。無事二人が生まれたことに感謝します。あなたに神のご加護を」と言われたことを思い出しました。この時も、同じように体に衝撃が走りました。そして、現代の日本人が彼らから見習うべきことは「これだ」と思いました。

物質的には恵まれていても、今あることに感謝できないのは日本人の不幸だと思います。南スーダンでは何十件もの母体・新生児死亡を経験しましたが、一度も患者や家族から責められたことはありませんでした。彼女らからもらった〝God bless you.〟（神のご加護を）の言葉は、今も私の心に刻まれています。

続く性被害、それでもたくましく生きる女性たち

このプロジェクトでは、性暴力のカウンセリングも行っていました。紛争地に性暴力はつきものです。肉体的には殺さなくても、精神を殺し、恐怖を植え付けるために女性を犯すことは手っ取り早い攻撃になります。

相談の中には夫婦間のドメスティックバイオレンスも少なからずありましたが、大半のケースは火をおこすのに必要な薪《まき》を集めに行く途中に、見知らぬ男たちに森の中で襲われたというものでした。ユニティー州では、スーダン人民解放軍と反政府勢力が対立しており、保護区周辺でも縄張り争いを繰り返し、情勢不安にありました。

多くの女性は、性被害にあった後に治療が必要であることを知りません。そして、妊

娠に気づいてから、やっと私たちの元へやってくるのです。また、レイプされたということが身内に知られると家庭内で孤立することを恐れて、相談場所があるとわかっていても病院に来ないというケースもありました。

私はチームに誘われて、一緒に保護区内での啓蒙《けいもう》活動をしました。そこでは、いつも四つのメッセージを伝えていました。「性暴力は誰にでも起こり得る」「できるだけ早く治療に来る」「治療は無料で、プライバシーは必ず守られる」そして最後に「あなたは悪くない」です。

南スーダンに限らず、途上国ではレイプを受けたのは女性自身の責任という考えがあります。被害者が責められ、加害者が法で裁かれることがないという不条理な世界ですが、これが現実です。しかし、ただ泣き寝入りするのではなく、その気持ちを誰かに聞いてもらえ、適切な治療を受けられるのは、この保護区に住んでいる女性の権利です。それでも、被害者数から考えれば、氷山の一角しか相談には来ていませんでした。

これは、ある女性の話です。

「薪を集めに行く途中に、林の中に連れて行かれた。声を出したら殺すと言われて、林の奥に入ったら銃を持った男が「横になれ」と言った。服をもぎ取られて、三人の男に順番に犯された。彼らは「誰にも言うな」と言って、行為が済むと去って行った。家に帰ったら遅かったので、夫は不機嫌だった。罰として三日間ご飯を食べるなと言われ、家の中にずっと閉じ込められていた。夫が家の周りにいない間に親族の家に逃げてきた。妊娠しているか調べてほしい」

これは典型的なストーリーで、女性たちはみな似たような話をします。私はこんなことを思いました。

「薪を集めに行くのは男の仕事にしたらいい。それを法律にする。そうしたら被害者は減る。いや、そもそも薪を集めなくていいようにガスコンロをおけばいいじゃないか、いやいや、そんなのこの国の人口とインフラのひどさを考えたらガスコンロなんてとうてい無理だ。そもそも誰が金を出す。じゃあ、火を使わなくていい生活をすればいいんだ、いやそれは不便すぎるだろう……」

私の頭では、解決策なんて思いつきません。ただただ毎回同じ話を聞いて、薬を渡すというだけの繰り返しでした。根源を断ち切らねば、この問題はエンドレスです。しかし、男性を教育し、文化や風習を変えるには時間がかかります。部族の対立まで関わる性暴力問題に終わりが見えることはなく、現実には被害を受けた女性たちを治療し、診療の終わりに「あなたの息子には、女性を思いやる優しい男になるように教育してね」と伝えるだけで精一杯でした。

レイプで妊娠している女性も多く、中絶処置をするのも私の仕事でした。途上国では、危険な中絶から多くの女性が命を落としています。そのため、「国境なき医師団」では「安全な中絶ケア」を提供しています。個人的な感情が揺さぶられるため、賛成しないスタッフもいますが、女性の命を守るためには必要なことだと私は強く思っています。途上国で働く助産師として、時に命を絶つ判断をしなくてはならない場合があるのです。

中絶だけでなく、生きる見込みのない新生児や、一〇〇〇gにも満たない早産時の蘇《そ》生《せい》をしない指示をするのも助産師です。それは、数時間から数日で亡くなるということを意味していますが、ここでは生まれてきたすべての命を救うことは不可能です。これもまた「自然淘汰」と受け入れ、日々前に進むしかないのです。助産師の仕事は「生きている命を扱うだけじゃない」のです。

娘の気持ちより牛を優先する父親

また別の日には、父親の連れてきた男性との結婚を拒否したら、兄と父に暴力を受けたという女性が来ました。お尻《しり》からは血がにじんでいて、何時間も叩《たた》かれ続けたことがわかりました。一緒に診察した外科医も「ひどい」と言うほどお尻の皮膚ははがれ落ちていて、毎日オペ室での処置が必要なほどでした。

数日後、傷が治り始めた頃に彼女が話をしてくれるようになりました。「自分の好きな人と結婚がしたい。でも、その結婚相手はまだ若くて、お金がない。だから牛が買えない。父は牛をたくさんくれる相手を連れてきた。でも、私はボーイフレンドと結婚したい」と言いました。

南スーダンでは結婚の際、男性が女性側の家に牛をあげるという風習があります。その女性がどれだけの教育を受けているか、初婚なのかどうか、年齢、背の高さ、見た目などで、牛何頭かが決まります。娘の気持ちよりも牛を優先し、感情を暴力に変える父親がいるのです。

貧困は、あらゆる場面で人々を傷つける武器になります。どうしてそんなことが実の娘にできるのかと思う半面、そんな父親を作り上げたのも紛争や貧困からくるものかもしれないと、この父親を責める気持ちにはなりませんでした。

しかし、彼女の「私はボーイフレンドと結婚したい」という言葉はとても印象的でした。好きな人と結婚したい女性の気持ちは世界共通で、全く自然なことです。二週間ほどの入院中、彼女は「彼とどこで出会ったか」「彼のどこが好きか」などのいわゆる恋バナを、現地スタッフとしながら徐々に笑顔を取り戻し、退院していきました。

牛優先の父の元に戻り、将来彼女の望む結婚ができるかどうかはわかりませんが、好きな人と結婚したいという自然な感情を持っていることに、人としてつながりを感じました。ちなみに、私が南スーダン人と結婚するなら「牛五〇頭」と言われました。「なぜ、一〇〇頭じゃないの?」と聞くと、背が低いし、歳とっているからだそうです。「余計なお世話だよ!」と、心の中で叫びました。

現地スタッフとの関わり方は難しい

言われなければやらない、元にあった場所にものを戻さない、注意すれば「私じゃない」ってすぐ言う、最後の一枚の記録用紙にもかかわらず、コピーせずに使う、記録用紙がないからって熱を測らない、そのへんにつば吐く、基本的にどこも散らかっている、補充しない、なのにいざ使う時にないと、「ないんだけどー」って言ってくる。

「もーーーーーーーーー！」

現地スタッフの問題解決能力に、その日はイライライラしていました。心の中では、「ここは、あんたたちの国でしょーが、あたしたちは明日いなくなるかもしれないんだから！　なんでも頼るな！　私がいなきゃいないでなんとかできるくせに！」と叫んでいました。

そんな日々を繰り返しているうちに、何かに気づいた自分がいました。それは、「私たち海外スタッフがいなきゃいないでできる（質はともかく）」ということです。私たちのようなNGOは、戦争を止めに来ているわけではありません。その犠牲になっている人々に医療援助をしに来ています。私たちが援助をすることで助かる命がある半面、知らないうちに、先進国の標準や常識を押し付けている部分があるのだと感じました。

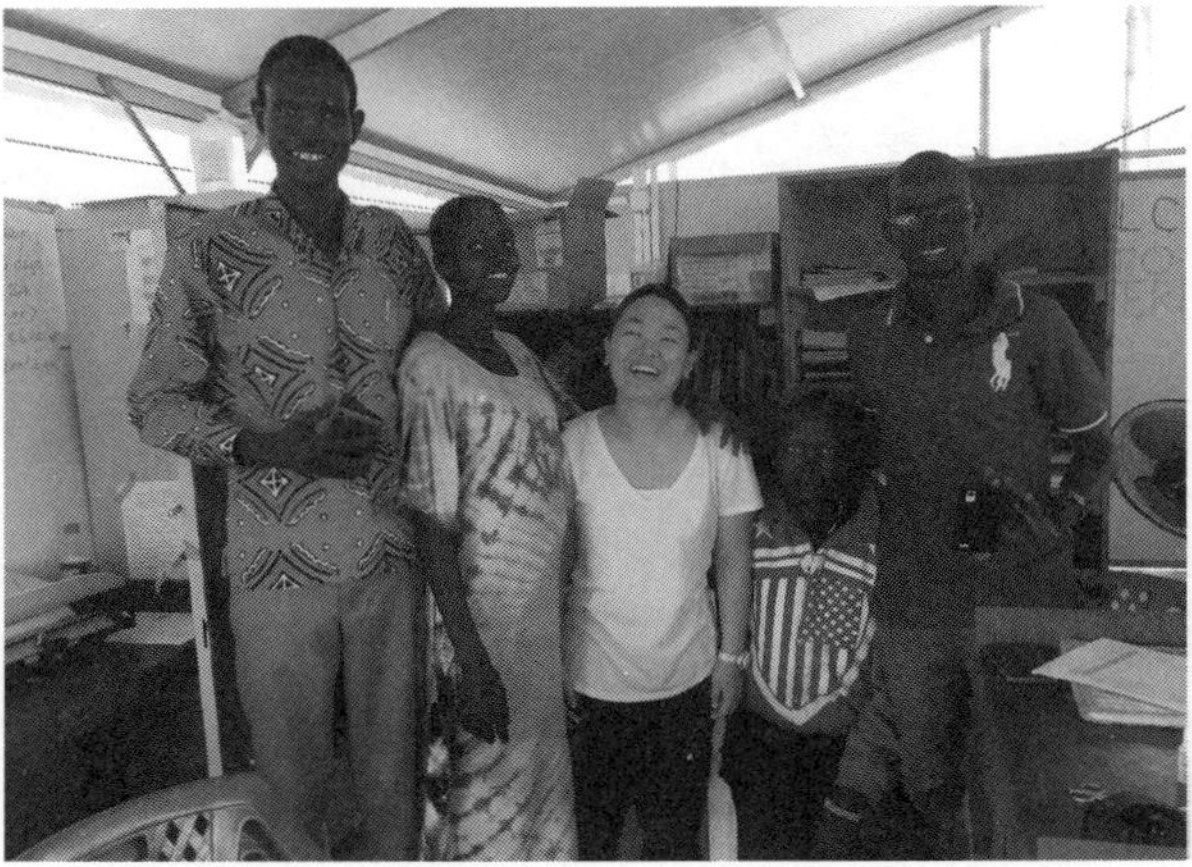

南スーダンの現地スタッフと ©MSF

この人たちはこの人たちなりのやり方でやっているところに、「それはダメだ、間違っている」と先進国が近代文明を持ち込む。確かに便利になることもあるかもしれませんが、例えば感染対策のために湯水のごとく洗剤や水を使う――これって本当にこの国の資源で長期間持続可能なのでしょうか？　途上国が援助に依存していると言うけれど、そもそもその状況を作ったのは先進国の援助ではないか？　と感じる日々が続きました。

ま、そんなことを考えたところで、自分一人では何も変えられないのが現実です。最近では「もっともっと質をあげよう！」

という熱のこもった派遣スタッフを冷めた目で見ながら、「半年で帰るわりに無責任だな、そんな高度なことがこの国の人たちに続けられる？　現実を見よ」と感じるようになっていました。

派遣スタッフの中には、「何かをしてあげる」というおごりの気持ちを持った人もいます。赤ちゃんが骨折してしまったのに〝God bless you.〟と言ってくれた先に述べたお母さんのような、今あることに感謝できる、人として尊い気持ちを持った現地の人たちから学ぶことの方が多いと私は感じます。

重すぎる戦争の代償

それでも、援助団体が入って地元に雇用を生み、医療水準を上げることができるのはいいことだと思います。とにかく仕事がない保護区内では、一旦《いったん》募集をかければ、二〇〇人以上の履歴書が送られてきます。助産師を応募しているのに、自転車屋さんから八百屋さんまで全く関係のない人も職を求めて、「数打ちゃ当たる」の感覚で履歴書を送ってくるのです。「だから、助産師を募集してんのー！」と、イライラしながらそれを仕分けするだけで約一日かかります。

履歴書を見ていると、多くの人の経歴が二〇一二年あたりで止まっていました。内戦で避難を余儀なくされた、学校がなくなったなどの理由です。勉強をしていい仕事に就きたいと希望を持っていたとしても、戦争が始まれば、明日のことなど考えずに逃げること、命を守ることが先決です。ですが、しっかりした教育を受けていない代償は大きく、業務はもちろん、生活にまで大きく影響してきます。

例えば、研修なのに遅刻をするのは当たり前。教育やしつけを受けていないためか、集中力はかなり低く、物の投げ合いが始まったり、複雑な計算ができなかったり、椅子に座って文字を書くということもままならない人もいます。毎日がため息の連続ですが、これも戦争の代償なのです。

また、彼らは先のことを考えることが苦手です。明日の保証もない人生を送っているからなのか、物はあればあるだけ使うなど、明日や一週間後のことなど考えない、その場しのぎの行動が多く見られました。多くの物資は空路で輸入していますので、天候が悪ければ物資が予定日通りに来ないことなどいくらでもあります。それなのに、少し余裕をもたせて使いたい薬や洗剤なども、なくなってから「ない！」と騒ぎになることは日常でした。

滞在中には、私が日本から持って行った三色ボールペンが病棟の机からよくなくなっていました。たくさん持っていったので、なくなってもあまり気にとめていなかったのですが、ある日、スタッフの一人が私のボールペンを使っているのを見つけました。日本の薬品会社の名前が書いてあるので、確実に私のものでした。

「あ、それ私のペン‼」と言うと、「同僚から一〇〇シリングで買った」と言うのです。ここでは、コーヒー三杯分の値段です。ここの人たちは物をあまり大切にしません。そして悪気もなく「拾う、もらう、返さない、そして売る」というのが生きて行く術になっています。私のペンも、その売買のレールに乗って、拾われ、もらわれ、売られたのです。その事実を知った時には、とても嫌な気持ちになりました。

しかし、彼らがこうなったのはこの国に生まれたからであって、もし自分も南スーダンに生まれていたら、きっと同じことをしていたと思います。彼ら個人を責めるのではなく、その行為自体、そしてそんな世界と人間を育てた世の中に罪があるのだと思うようにしました。

しかし、仕事や物がない環境で過ごしている人々は、とにかくそれを得ることにどん欲です。「自分のポジションさえ安定してればいい」という姿勢や、金銭や物品の援助ばかり期待されている言動に直面すると、ＭＳＦが掲げる「最も医療が届いていないところへ届ける」という目標を共有していたのではなかったのかと腹立たしく思うことは、日常的にありました。

でもそれは、自分が日本で勝手に想像していたシナリオで、それに沿わない！　と勝手に落胆していたのです。援助に対して独りよがりの空想を持っていたんだと、この国に来てやっと気づきました。人道支援で働き出して四年、まだまだ未熟な自分を再認識する日々です。

牛みたいな生活も笑い飛ばせ！

後任が見つからず、一人で三人分の助産師の仕事をして二カ月が過ぎ、すでに心身ともに疲れきっていました。まだ折り返し地点だというのに。携帯には、帰国までの日々をカウントダウンできるアプリをダウンロードして、「あと○日……」「あと△日……」と数える日々でした。

二四時間常にオンコール。頻繁に呼ばれることはなかったですが、トイレの時もシャワーの時も常にトランシーバーと一緒。夜中に呼ばれて働いた次の日は少し昼寝でもしたいのですが、クーラーのない場所はとても暑く昼寝もできません。とにかく、やらなくてはいけない最低ラインの業務をやるだけで精一杯の日々を送っていました。毎日書く日記も短く、「白いご飯にタラコをのっけて食べたい」などと、出来事より願望ばかり書くようになっていました。

ミッションに来る前には、「やらない言い訳はしない！」と強気で挑んでいたものの、暑さと泥と虫と寝不足など「やらないでいい」言い訳なんて死ぬほどありました。毎朝「あー、行きたくないい〜」と言いながらテントから出て長靴を履いて職場に行き、心を無にして雑多な業務をこなす日々が続きました。

そんな日々でしたが、チームのイタリア人看護師と仲良くなりました。経験豊富な彼女から業務についてもたくさんのことを教えてもらったり、イタリアの難民問題についい

て話したりしました。空いた時間にはいつも私のテントに彼女が来て、「マーーーーン
マミーーーーア‼　今日ね……」と一日の振り返りのおしゃべりが始まります。ある日、
二人でこんな会話をしました。

「なんかここにいると、自分が牛なんじゃないかって思うよね～」

「わかる～、こんなテントに住んで、雨が降ればカエルとともに水が吹き込んできて
さ」

「トイレだって蛆《うじ》虫だらけで、朝から吐き気がするよ」

「私なんて、全然ムダ毛も剃《そ》ってないし、化粧だってずっとしてない」

「私、ブラしてないしー」

「女ってこと忘れるよね」

「いや、人間ってこと忘れてるかもよ」

「だって、うちら牛だもんね～」

「モ～～～～～～」

「明日朝起きたら、尻尾《しっぽ》とチ○コついてたりして～‼　ギャハハハ‼」

とテントが揺れるほどの大爆笑。下品極まりないのですが、くだらないことで笑うことができるのはかなりのストレス発散になります。
彼女は趣味でリコーダーを吹きます。そして、私はウクレレで二人で演奏をしたりしていました。そこでできた歌が、「牛ですか、私は?」でした。こんな歌詞です。

朝起きて、
ウジ虫のあふれるボットン便所から一日が始まるよ
牛ですか、私は?
四〇度の灼熱《しゃくねつ》、冷房のない病院で働き、
喉が渇いて、泥の風味のする水を飲む
牛ですか、私は?
今日もお昼ご飯は、缶の食べ物と伸びきったスパゲッティ牛ですか、私は？

夜寝てると、雨漏りしてくるテント
ついでにカエルも入ってくる
牛ですか、私は？

蚊帳《かや》の中に寝てるのに
なぜか朝、枕元に虫の死骸《しがい》
牛ですか、私は？

雨が降って土がドロドロの中を歩いて病院へ
黄ばんだTシャツも気にならない
牛ですか、私は？

ずぶ濡《ぬ》れの中歩いている私たちの横を、
国連の人が涼しい顔して素敵な車で通る
牛ですか、私は？

任期のある援助スタッフと終わりのない人々

夜のトイレ事情は、過酷でした。私はトイレから三〇メートル程の一番遠いテントに住んでいました。夜中にトイレに行きたくなれば、まず蚊帳から出て、靴下を履き、虫除けのためにレインコートを着て、長靴を履きます。ヘッドランプ（懐中電灯）を頭に付けて、トイレに向かうのですが、途中の街灯に、ものすごい量の虫が集まっているところを通らなくてはいけません。通称、虫トンネルです。

そして、用を足して、超大型カメムシがいるシンクで手洗いをし、そしてまた、虫トンネルをくぐってテントに戻り、長靴、靴下、レインコートを脱いで、蚊帳の中に入ります。全行程に一五分はかかり、すっかり目が覚めてしまうのです。膀胱炎の時と、雨の日は最悪です。

そのため、ポテトチップスの筒状の空き箱を常備しておき、尿瓶《しびん》として使ったことも何度かありました。だって、一連の準備をしている間に漏れちゃいますから。ここで身についた、ありがたい？　サバイバル術です。

本当に、住環境は過酷でした。朝起きて目が覚めたら、テントが強風でめくれて屋根がない日もありました。事務所から見える、コンテナ冷房付きの国連の職員の住居に指をくわえる日々。それでも私には任期があり、それはたったの四カ月です。四カ月すれば日本に帰国して、快適で便利で安全な生活に戻れるのです。でも、現地の人たちはこの生活に終わりはありません。

国が誕生してから紛争をしている期間の方が長くなって、ずっと不安定な毎日を送っています。南スーダンはアフリカでも指折りの産油国で、国家の収入の九八％が石油収入と言われています。しかし、そんな豊かな資源も国民を豊かにすることはないのです。彼らの前で、「早く帰りたい」という言葉は封印していました。

「人間三食食べられれば幸せ、寝る時に屋根があればなおよし」のモットーのもと、必要最低限のライフラインで牛のような生活にも適応し、一度も体調を壊すことなく、さらには体重が減ることもなく、南スーダンでこんなに健康に過ごせる体なのです。そんな体に産んでくれた母に感謝しています。

海外スタッフとお国柄

様々な国籍の人間が集まって仕事をすると、お国柄がとてもよく見えます。これまで何十カ国という国籍の人と働いてきました。それは、この仕事の一番の魅力だと感じています。しかし、だからこそ大変なこともあります。特に、会議で一つの方針を出す時には時間がかかります。

ある日、七人でミーティングすることになりました。出席者はスイス、ドイツ、アメリカ、フランス、イタリア、レバノン、日本でした。まとまらなさそうな会議だなと初めから思っていましたが、それは想像以上でした。

まず、レバノン人は自分の意見をぶち込み、それを強引に貫き通そうとします。ドイツ人は、それはルールに則っていないと硬い意見を述べます。アメリカ人は、正義感が強く一方的に「アメリカでは〜」と自国の基本と重ね合わせて意見を言います。フランス人は、私はこう思う、でも好きなようにすればいいのよ、私の意見は変わらないから、という個人主義の一本槍《やり》です。スイス人は、まあまあとみんなの意見をまとめようとしますが、その横で「マンマミーア、お腹空いちゃった」と陽気なイタリア人。そして、日本人の私は静寂と観察を貫きます。

結果、言うまでもなく意見はまとまらなかったのです。みんな会議の後は、順番にスイス人に自分の意見を聞いてもらっているようでした。さすが中立国！　このように、たった七人でも意見がまとまらないのですから、世界で紛争や戦争が起こる理由もわかる気がします。

日本人である自分は、人にダメなところを指摘することが苦手です。意外と言われますが、あきらめが早い性格でもありますし、自分ががまんすれば丸く収まると思ってしまうところがあります。海外の多くの人は、本当にストレートで時に感情的です。仕事の場面では、遠回しに言っていたら時間がかかりますし、「言葉にしないとわからない」が基本です。

他人の思っていることを汲《く》み取ろうとする日本人の繊細さは、世界共通ではありません。私も、言葉で自分の思っていることを的確に伝えるということは未《いま》だに訓練中です。でも日本は違いを許さず、他と違う意見の人を叩きがちです。だから「間違っていたらどうしよう」という恐れから、人前で自分の意見を述べる場面が子供の頃から欠如していると思います。

その半面、右にならえは超得意、協調性では世界一なのかもしれません。でも、世界に通用する人になるには、自分以外が全員違う意見でもいいと思える度胸と、自分の意見を述べる能力、またそれを許す環境が必要なのだと思います。

日本にいると、はっきりしていて日本人ぽくないと言われますが、海外に行くと私はなんて日本人なんだろうと思います。上司からの評価表にも「マリナは静かだ」と書かれるほどです。どちらが自分なのか、世界中どこにいても、自分の意見をきちんと言える人間にいつかなれればと思っています。

コンゴ人に求愛されて困った！

同じ家に住み、一緒に働き、同じゴールを目指せば、恋愛関係になることも当然あります。過去には、自分以外の海外派遣スタッフが全員チーム内でカップルだったこともありました。

海外の人がストレートなところは、恋愛でも同じです。実は、コンゴ人に求愛されてかなり困った経験がありました。見た目はぽっちゃりして可愛らしいおじさんでした。彼は一〇年前に、自国コンゴで現地スタッフのガード（警備員）としてMSFで働き始めました。その後、ガードのスーパーバイザー、人事アシスタントとして働き、この活動で初めて海外派遣スタッフになって働いていました。いわば、成り上がってきた努力家のタイプでした。

英語が苦手な彼は、私のフランス語によく付き合ってくれました。私も一〇〇％は理解できなかったのですが、よくよく聞いてみると、おや？　なんかロマンチックなこと言ってる??　ということが判明しました。「マッチの火は最初は小さいけれど、やがて燃え上がるように」とか「もし私が鳥ならば、あなたの魅力を朝からずっと歌う」とか。

とりあえず苦笑いで過ごしていたのですが、決定的に「ジュテーム」と聞こえて、これはまずいと思い「ダミアン、私そんな気一切ないから‼」と伝えても、次の日からは

「マ・フィアンセ〜」となり、猛アタックが始まりました。

彼が休暇で二週間帰る時にも、「帰ってきたら君の返事を聞かせて」とか言い出す始末。「待たなくても大丈夫、NOだからね！　ハハハ〜」人生でこんなにもてるのは最初で最後かもしれないと思いましたが、ノーはノーです（笑）。ごめん、ダミアン、幸せになってください。

NGO内では、昼ドラも真っ青な泥沼愛憎劇が繰り広げられることもあります。観察している側としては興味深いですが、かなり狭い世界ですので、海をまたいでウワサが駆け巡りますので、その点は肝に銘じています。

援助がもたらしたアフリカの闇

帰国が近づいたある日、私は部屋（テント）で荷物の整理をしていました。すると、掃除のおばさんたちがひっきりなしに私のところにやってきて、何かを体につけるような動作をします。はじめは、「?・?・?・」という感じだったのですが、「クリーム、クリーム」と言っているのです。

派遣スタッフはよく帰国の際に、洋服や水筒、使いかけのシャンプーや化粧品を置いて帰ります。私も古い洋服を持って行って、現地において行ったりすることがありました。彼女たちはそれを私に求めていたのです。

もちろん、捨てるより誰かの役に立てばその方がいいし、何かあげて喜ばれたら、もちろんうれしいです。それが悪いとは思いませんが、当たり前のように自分から要求するのはどうでしょうか。「援助慣れ」とはこのようにして始まるのだと思いました。

二五人の大きなチームでは、毎週のように誰かが帰国します。そして、その余り物を待ち構えている掃除のスタッフの人たち。たかがシャンプー、たかがクリーム。されどその小さな積み重ねが、外国人は物をくれる人という概念の植え付けをしているのだと、善意がもたらす副作用を見た気持ちでした。

思い返せば、私の前任の助産師が、メールで「現地スタッフに、お菓子を贈りたい」と連絡をしてきたことがありました。私は「どうぞご自由に」とムッとして、返信はしませんでした。他にも、ドイツ人の医師がスーツケースいっぱいのおもちゃやお菓子を持ってきて病院で子供たちに配ったり、これまたドイツ人の助産師は冷たい水やコーラ、お菓子などを産科スタッフによくあげたりしていました。

そのため、最初の頃は「マリナ、冷たい水ちょうだいよ」「コーラは？　お菓子は？」などと当然のように要求されたこともありましたが、私の答えは一貫して「NO」。物を与えて彼らの機嫌をとって働いてもらっては筋が通りませんし、当たり前と思われたら困ります。何か物をあげて彼らに喜んでもらうことはチャリティーであり、それは私がここにいる理由ではないのです。私は、技術や知識を与え残すことが本当に彼らを援助することだと思っています。

欧米主導の支援機構には「できないからやってあげる」「持ってないからあげる」という考えを持った人が多く、その善意が「援助慣れ」を生み、人々が自力で立ち上がろうとする力を奪っている現実があると私は感じています。

様々な国籍の人が様々な価値観を持って働いていると、方向性を統一することは容易ではありませんし人は変えられません。でも、彼らの自立と未来を考えれば、根本的な解決にはならないことはわかります。元国連難民高等弁務官の緒方貞子さんの、「熱い心と冷たい頭を持て」という言葉は、こういう時にいつも私の心に響きます。

ねじれた認識は不幸な歴史から

歴史が現在にねじれた形で影響していることは、チーム内のアフリカ人医師の発言からも見られました。シエラレオネから来ていた医師は、ある日、会議でドイツ人とロシア人医師にこう言いました。

「俺が黒人だから、お前らは俺のアドバイスを聞かない」

でも、彼のアドバイスを聞かない理由を私は知っていました。それは彼の態度です。アフリカでは、医師になるのはそう簡単ではありません。そのため、「医師は神より偉い」という認識が強くあります。今までは、自分の指示に従い思い通りに動いてくれる多くの後輩医師や看護師を従え、医師として崇拝されてきたのでしょう。それは、彼の偉そうな態度からも明らかでした。

私が産科で診察を依頼した時にも、「手袋」「ライト」とスタッフに命令するので、私はすかさず「手袋は歩いてきません。取ってほしいなら、プリーズとセンキューを言って」と言ったことが何度もありました。ＭＳＦでは医師も看護師もみな平等に意見を出し合い、その状況に合ったベストな方法を考えます。医師である自分の意見が通らないことを、黒人差別と結びつけようとする彼へのみんなの視線は冷たく、彼はチーム内で孤立してしまいました。

植民地時代は何十年も前に終わり、公には黒人奴隷制度もありません。しかし、歴史は今もなお私たちの生活に影響し続け、そして現在のことは歴史になってずっと影響が続きます。援助を当然と思う態度も、自分の尊大な態度を棚に上げて「黒人差別の歴史のせいだ」と逆手にとってしまう心も、過去からの負の遺産なのかもしれません。

今の紛争が与える影響は今後何十年にもわたって、甚大なものでしょう。どんなに私たちが援助をしても、戦争がある限り砂漠に水をまいているようなものかと考えると疲れます。それでも、やはり明日は来るのです。

四カ月を振り返って

病院内は土だらけ、頻繁に起きる停電、砂ぼこりのかぶったベッドに薬剤、計算のできない現地スタッフたち。「質」という意味では、今までのスタンダードからはかけ離れていました。それでも、ユニティー州で唯一の手術ができる病院であり、ここに住む一二万人の民間人の命をつなぐ重要な施設でした。

五〇〇人を超える病院の現地スタッフは、この避難区域に住む南スーダン人です。保護区内は衛生状態もかなり悪く、なんとか雨風をしのげるというだけで、これが家か？というほどボロボロな場所に住み、十分な水や食べ物もありません。しかし、彼らは病院では生き生きと働いているように見えました。仕事があること、自分が求められている存在であるということは、たとえどんな環境にいても生きがいになるのです。

任期を終える最後の日まで、彼らに対して「かわいそう」という気持ちを抱くことはありませんでした。むしろ、彼らには私たち日本人にない「自力で前に進む強さ」があると感じました。何年かかるかわからないけれど、この国に明るい未来が来てほしい。そして、またこの地に戻ってくる日まで、アフリカらしさを失わずにいてほしいと思いました。ただ、あのテント生活を考えると、もう少し時がたってからにしたいとは思います。

おわりに――もっと自信を持ちたい、日本人はすごいです

自分が本を出すことになるなんて、夢にも思いませんでした。お話をいただいたのは、二〇一五年の冬、レバノンに行く前でした。その時には、「本かあ……」とぼんやりしたものでした。担当の羽田さんには、「お金を出して買ってもらうものですので、小島さん自身の『これ』という伝えたいものをはっきりさせましょう」と言われ、それでも「はあ、そうですか」と、なんともぼんやりとした気持ちだったことを覚えています。

レバノンから帰って、早々に地中海捜索救助船の派遣へ出発しました。そこで見た光景と様々な出会いを通して、「これだ」と迷わずに思ったことがあり、帰国してすぐに羽田さんに連絡しました。それが二〇一七年二月のことです。出版に至るまで、実に長い時間がかかってしまいました。

この本を書きながら過去を振り返って、時に複雑な気持ちになりました。失敗や思い出したくないことは「書かないでいっか！」と都合よくスルーしようとしました。未完

成な自分や失敗を正直に出すことに抵抗があったのです。見ず知らずの人に自分の過去を知られるという恐怖もありました。

でも、成功ストーリーは正直おもしろくありません。失敗話の方がおもしろいですよね。友だちの恋ののろけ話より、別れ話の方がよっぽど「ふむふむ、それで」と、えらく酒が進むのが人間です。

だから、正直に自分のやったこと、思ったことを書きました。文章が思いつかず、あきらめようと思ったこともありました。でもやめなかったのは、この本をきっかけに地中海難民をはじめ、世界では多くの人が過酷な環境で生きていることを知ってもらい、日本以外の世界に興味を持ってもらえたらという気持ちがあったからです。

二〇一六年地中海難民は三八万人、二〇一七年日本で難民申請をした人は一万九六二八人、そのうち受理されたのはたった二〇人です（日本経済新聞・https://www.nikkei.com/article/DGZMZO26846280T10C18A2PP8000/）。地理的要因もあるとはいえ、この数字を見て日本人として申し訳なく思います。しかし、これが現実です。

もっと世界で起きていることを、日本人にも知ってもらいたい、欲を言えば、みなさんに自分の仕事を生かして世界で活躍してもらいたいと思っています。なぜなら、日本人は真面目で仕事も細やかで働き者、私はそれを今ではとても誇りに思っているからです。

私自身は、決して輝くキャリアを目指しているわけでもないですし、特別な努力家でも勉強家でもありません。両親ともに日本で働く会社員で、日本で生まれ育ちました。こうなったのは、もしかしたら染色体のコピーミスかもしれません（笑）。

日本という国に生まれ、自由に行動する権利が私にはありました。そして、世界を見ると、それは誰もが持っている権利ではないとわかりました。幸運でした。自分で決めて進んだ道が、未来の自分にとって良いのか悪いのかはわかりません。ただチャンスが来たらいつでも飛びつくという姿勢は、これからも大切にしたいと思います。

よく、「ずっとこの仕事していくの？」と聞かれます。多くの人は数回の派遣後にはリーダーの役職につき、最前線でなく首都やヨーロッパの運営本部の事務所で働く方にシフトする傾向があります。体力や給料的なことを考えれば、そちらの方が賢明でしょう。しかし、そのようなコーディネーションと言われる役職の人は、テントに住むこともなく、冷房の効いた快適で居心地がいいオフィスで働きます。それでは、現場の問題を肌で感じることができないと思います。

大きな組織ですから、上からのGOサインがなければ、どんなに現場で必要だと叫んでも、「じゃあ数字を出せ」「コストがかかりすぎる」などの理由で却下されることはいくらでもあります。もちろん組織には組織の考え方があり、運営上仕方のないこともあると思います。そういう仕事も大切で必要です。

しかし今の私には、状況を肌で感じられる現場の方が、冷房や素敵なデスクより魅力的なのです。働いていれば文句はあります。目をつぶりたくなる職場のエゴや派閥、待遇、制約の多さなど、理想との違いは挙げればきりがありません。でも、続けてこられたのは助産師という仕事が好きだから、一度フィールドに出れば迷いなく行動できることが楽しいのだと思います。

過去四年間の日記を振り返ってみると、自分の中にも多くの変化がありました。一人の人間ができる限界、変わらない現実など、努力ではどうにもならないことにぶち当たり、「もう帰りたい」とふっくら白米とタラコに想いをはせる日々もありました。そんな時、先は長いと感じていましたが、過ぎた今では短く感じます。

そして、今の自分はこれまでの過去を全部ひっくるめた結果です。今までのがんばりはこの日のためにあったのか、そう思える未来までがんばればいい。助産師として、これからも国際医療に携わっていけたらいいなと思っています。

最後になりましたが、ここまで助産師として自分を育ててくれた人たち、この本の出版を許可してくれた「国境なき医師団」と担当の竹内さん、そして、本を出すチャンスをくれた筑摩書房、また何より、こんなにも長く執筆に時間がかかったにもかかわらず辛抱強く待ってくださった担当の羽田さんに心から感謝しております。ありがとうございました。

なお、この本の印税の一部は、地中海捜索救助船「アクエリアス号」で働くSOSメディテラネへあてられます。私のブログ（http://blog.livedoor.jp/aussiepork/）にて、SOSメディテラネへの募金も引き続き行っております。みなさまのご協力、お願いいたします。

chikuma primer shinsho

ちくまプリマー新書310

国境《こっきょう》なき助産師《じょさんし》が行《い》く　難民救助《なんみんきゅうじょ》の活動《かつどう》から見《み》えてきたこと

二〇一八年一〇月十日　初版第一刷発行

著者　小島毬奈（こじま・まりな）

装幀　クラフト・エヴィング商會

発行者　喜入冬子

発行所　株式会社筑摩書房
東京都台東区蔵前二‐五‐三　〒一一一‐八七五五
電話番号　〇三‐五六八七‐二六〇一（代表）

印刷・製本　中央精版印刷株式会社

ISBN978-4-480-68336-6 C0295 Printed in Japan